AF396755

LETTRES DU BARON DE BUSBEC,

Ambassadeur de Ferdinand I. Roy des Romains, de Hongrie, &c. auprés de Soliman II. Empereur des Turcs.

Nommé ensuite Ambassadeur de l'Empereur Rodolphe II. a la Cour de France, sous le regne de Henry III. traduites en François, avec des Notes Historiques & Géographiques.

Par M. l'Abbé DE FOY Chanoine de l'Eglise de Meaux.

DEDIÉES

A Monseigneur le Comte D'ARGENSON Sécretaire d'Etat, & Ministre de la Guerre.

Hâc arte Pollux, & vagus Hercules
Enixus arces attigit igneas. Hor. Od. III. Lib. III.

TOME PREMIER.

A PARIS,

Chez {
Claude Jean-Baptiste Bauche fils, Libraire, Quay des Augustins à l'Image Ste. Genevieve.
Et LAURENT DUROUX fils, Libraire, rue de la vieille Bouclerie.
}

M. D. CC. XLVIII.

AVEC APPROBATION ET PRIVILEGE DU ROY.

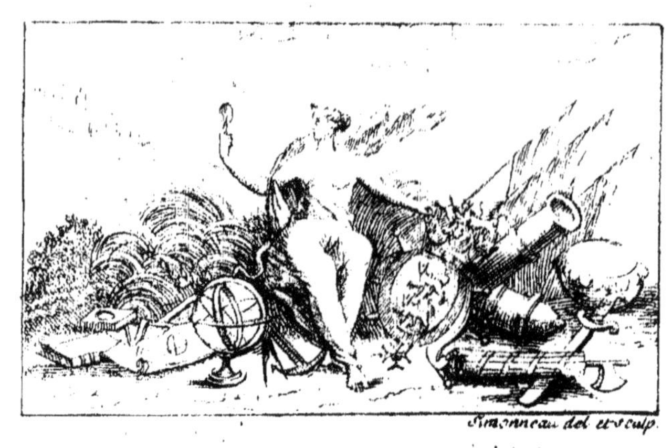

A MONSEIGNEUR
LE COMTE
D'ARGENSON,

Sécretaire d'Etat, & Mi-
niſtre de la Guerre.

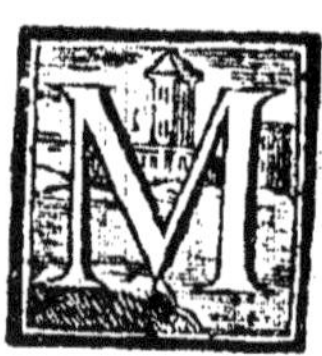

MONSEIGNEUR,

*Les Lettres dont j'ai
l'honneur de vous préſenter*

a

la Traduction, renferment les plus belles & les plus amples instructions sur la politique : leur Auteur, en suivant les principes qu'il y établit, a travaillé avec succès à augmenter la gloire de son Prince, & à faire le bonheur de sa patrie : c'est par-là qu'il s'est rendu également nécessaire, & dans la paix & dans la guerre. Vous avez les mêmes avantages MONSEIGNEUR, ainsi cet Ouvrage semble avoir plus de droit qu'aucun autre à votre protection ; daignez la lui accorder ; ce sont les prémices de mes foibles talens ; sous des

auspices si heureux, ne puis-
je pas me flatter qu'ils se
perfectionneront, & que mes
productions pourront dans
la suite me faire quelque honneur par elles - mêmes ;
quant à celle-ci, je n'y en-
visage d'autre gloire que
celle qu'elle me procure, de
vous témoigner publique-
ment mon zèle, & le pro-
fond respect avec lequel je
serai toute ma vie,

MONSEIGNEUR,

Votre très-humble & très-
obéissant serviteur ,
DE FOY, Chanoine
de l'Eglise de Meaux.

PRE'FACE.

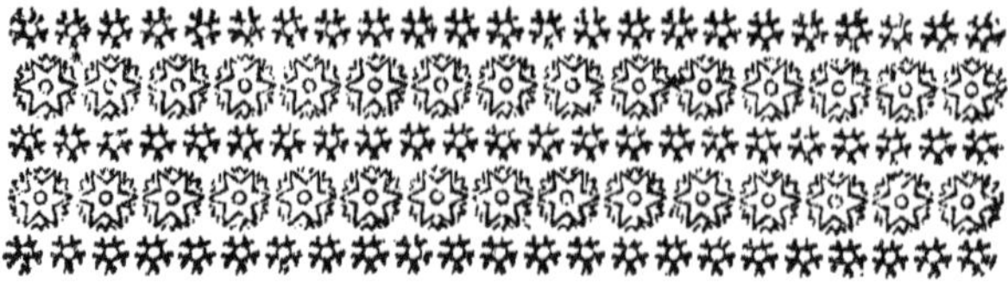

PRÉFACE.

LE Livre dont je donne
la Traduction, a reçû
dans les premiers tems qu'il a
paru plus d'applaudiſſemens
qu'il n'en a été donné à aucun de ce genre.

(*a*) On en a fait pluſieurs
éditions ; d'abord les deux
premieres Lettres furent im-
primées ſeules ; à quelques
années de-là (*b*) on imprima

(*a*) Louis Carion les publia à Anvers l'an 1581 ſous le titre d'*Itinera*
Conſtantinopolitanum & Amazianum.
(*b*) En 1590 avec le titre d'*Augerii*
Giſlenii Turcicæ legationes epiſtolæ qua-
tuor. & en 1592 ſous le même titre.

a iij

les deux fuivantes en les unif-
fant aux deux autres. En
1632 celles à l'Empereur Rodolphe le furent auffi. Quelle
preuve plus certaine de l'utilité & du prix d'un Livre, que
la rareté des exemplaires
après cinq ou fix éditions ?
Du tems de celles que firent
les Elzévirs des Lettres de
Busbec, les préjugés fur le
faux mérite de la nouveauté
n'étoient pas autant à la mode
qu'ils le font aujourd'hui :
chacun cependant s'empreffa
d'en orner fa Bibliothéque ;
on cherchoit le beau & l'uti-
tile, l'agréable ne plaifoit pas
moins qu'il plaît , & c'eft
parce qu'on a trouvé toutes
ces qualités réunies dans ce

Livre, que les éditions en
ont été épuifées.

Le bon, en fait de Litté-
rature, eft toujours bon, &
le beau retient toujours fa
beauté ; l'un & l'autre ne
fouffrent point d'altération
même du tems; pourquoi les
ouvrages de Busbec tant van-
tés dans le fiécle paffé, ne
mériteroient-ils pas les éloges
du nôtre ? ils n'ont pas à la
ve..té le clinquant des Ro-
man , leur titre n'eft pas merveilleux, mais les mots, dit
un célébre Auteur, (*a*) » ne
» font que pour les chofes,
» les expreffions les plus choi-
» fies & les plus brillantes, fi

(*a*) M. l'Abbé du Refnel, trad. de
Pope.

» elles font dépourvûes de
» fens, ne doivent être regar-
» dées que comme un fon
» vuide & méprifable, qui n'a
» rien que d'infenfé & de ri-
» dicule : au contraire, il faut
» faire cas des raifons, des
» penfées folides, & du fujet
» que l'on traite, quoique le
» tout foit deftitué d'un grand
» ornement, parce que le vrai
» & l'utile par eux-mêmes
» font toujours d'un grand
» prix de quelque maniere
» qu'ils fe montrent.

Qu'y a-t'il en effet de plus
grand que l'objet des quatre
premieres Lettres de Busbec?
toute la politique, pour ainfi
dire y eft renfermée. On y
trouve la regle, & ce qui

doit principalement fervir de guide dans le Gouvernement. La prudence, la conftance, les fages précautions, la fermeté, le déguifement fans menfonge, l'activité, la vigilance, le défintereffement perfonnel, un fecret impénétrable.

Où trouver un plus fûr modele pour entreprendre de grandes chofes, pour les exécuter, que dans fon projet de guerre contre les Turcs? C'eft encore l'Art Militaire le plus complet, la difcipline la mieux détaillée; c'eft l'école du Général d'Armée, celle de l'Officier fubalterne & du fimple Soldat, & tous y trouvent des regles pour devenir bons Soldats.

Je dis d'après *Vigneul Mar-ville* (*a*) que les Lettres de l'Auteur à l'Empereur Rodolphe II. font mieux remplies & beaucoup plus utiles que tout ce que l'on a écrit fur les grands événemens de ce tems. C'eft un portrait au naturel des affaires de France fous le regne d'Henry III. il raconte les chofes avec une naïveté fi grande qu'elles femblent fe paffer fous nos yeux; on ne trouve point ailleurs tant de faits hiftoriques , les grands événemens , comme

(*a*) Dans fon mélange d'Hiftoire & de Littérature.

la confpiration d'Anvers , &
les petites intrigues de la Cour
y font également bien peintes ; les attitudes , pour ainfi
dire , dans lefquelles il met
Henry III. la Reine mere, le
Duc d'Anjou, le Roy de Navarre, la Reine Marguerite, le
Duc de Guife, le Duc d'Eper-
non , & les autres favoris, de
ce tems, nous les montrent du
côté qui nous en découvre à
coup sûr le fort & le foible ,
le bon & le mauvais ; en un
mot, ces Lettres font un modele de bien écrire pour les
Ambaffadeurs qui doivent
rendre compte à leur Maître,
de tout ce qui fe paffe dans
les Cours où ils réfident.

Telle eft la politique de

Busbec : dans les affaires les moins importantes, on voit que la fienne eft toujours fondée fur ce qu'il y a de plus inviolable dans la nature, fur la raifon même, fur ce qui eft autorifé par la Loi Divine; fa fin eft toujours la vraie gloire de fon Prince, & le folide bonheur de fa patrie, & c'eft là où il a trouvé le grand art de réuffir dans les négociations les plus difficiles. Busbec, dit Hotteman, (*a*) doit être la principale étude d'un Ambaffadeur, il contient les meilleures & les plus amples leçons pour ceux

(*a*) Dans fon Traité de l'Office d'un Ambaffadeur.

qui font employés dans ces grandes fonctions.

Beaucoup d'Auteurs ont écrit fur le gouvernement des Turcs, les Bibliotheques font pleines de ces faifeurs de relations , qui donnent fouvent des oüi - dire pour des faits certains: aucun n'en a parlé comme Busbec, il a vû , il a étudié leurs coûtumes, leurs maximes, leur police , leurs Loix; perfonne n'a dépeint au naturel comme lui , leurs mœurs dans la paix ou dans la guerre ; lui feul a bien développé les avantages & les défauts de leur gouvernement. On fent qu'il a pénetré jufques dans le plus fecret de leur politique par la façon claire de s'expliquer fur leurs plus grands interêts.

On trouve dans les ouvrages de Busbec, ce que l'on cherche dans les meilleurs Auteurs, & fouvent en vain, une variété agréable: fucceffivement, il inftruit, il occupe, il intereffe l'efprit, il amufe, il récrée l'imagination ; il traite les grandes chofes avec dignité, on peut même dire que la plus grande partie de fes expreffions font fublimes. A celles-ci, il fait fuccéder des remarques curieufes, de petites hiftoires amufantes par elles-mêmes, ou qui le deviennent par le tour ingénieux qu'il leur donne.

Le mérite de ce Livre m'a

engagé à le traduire, il ne contient rien qui ne foit à la portée de tout le monde, & qui ne foit en quelque forte utile à tout le monde.

(*a*) Un Auteur d'un mérite diftingué, dit que pour bien traduire il ne fuffit pas de bien entendre la langue du texte, & celle de la verfion, mais qu'il faut encore avoir affez d'étendue d'efprit pour s'unir avec l'Auteur, de ftile, de penfées, & d'expreffions. Rien de plus difficile, la langue Françoife eft abondante, elle eft fleurie & agréable à l'oreille, mais elle n'a pas l'é-

(*a*) Le Chevalier de Rofcomon fur la maniere de traduire les Auteurs. Poëme Anglois.

nergie de la langue latine : on comprend dans celle-ci beaucoup de chofes en peu de mots. Une auffi grande précifion ne feroit pas de l'efprit de la langue Françoife.

Les penfées de l'Auteur pour la plûpart font élevées & fublimes , elles perdent beaucoup de leur force dans ma traduction.

Ses expreffions font hardies , elles font nobles , fi on trouve les miennes triviales & trop communes , c'eft que je me fuis fait une fauffe idée du fimple & du naturel , j'ai mal imité cet air aifé , cet enjouement heureux qui brille dans les belles traductions de M. du Refnel , dans celles

du

du Pere Tarteron , & dans celles de Madame Dacier ; pour tâcher d'imiter ces grands Auteurs , j'ai évité avec foin les grands mots & les phrafes trop arrangées , j'ai cherché en rendant l'Auteur , à me rendre intelligible.

J'ai jugé comme indifpenfable de mettre des notes dans cette traduction; le tems dans lequel Busbec a écrit , quoique peu éloigné de celui-ci , l'eft cependant affez pour que l'on puiffe ne pas avoir tous les faits d'hiftoire affez préfens à l'efprit , fans lefquels il ne paroît guères poffible de bien l'entendre ; il eft d'ailleurs fi étendu, & il parle

de tant de chofes, feulement
en paffant, qu'il m'a paru néceffaire de mettre dans beaucoup d'endroits des remarques qui en donnaffent une
facile intelligence, afin d'en
faire avec l'Auteur une plus
jufte application.

Les notes géographiques
fatisferont la curiofité du Lec-
teur, & le mettront à fon
aife. L'Auteur ne prend pas
toujours foin de l'inftruire du
lieu où il eft ; il y a même
quelques curiofités qui lui
font échappées, ou qu'il n'a
pas connues; j'ai confulté les
meilleurs Auteurs, dans lefquels j'ai pris dequoi y fup-
pléer.

J'ai divifé en trois parties

tous les Ouvrages de Busbec qui ne forment qu'un feul volume dans le texte original. Ses deux premieres Lettres font la premiere partie de ma traduction, les deux fuivantes avec la Harangue de l'Ambaſladeur Turc à Ferdinand, & les Articles du Traité de Paix propoſés par Soliman , font la feconde. La troiſiéme , contient fon projet de guerre contre les Turcs, avec ſes Lettres à l'Empereur Rodolphe. J'ai penſé qu'il feroit plus commode pour le Pubic d'en faire trois volumes portatifs qu'un feul , ou même deux qui auroient été trop gros.

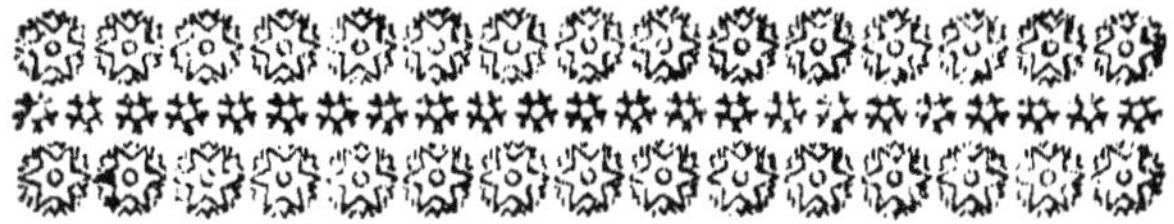

ABREGE'
DE LA VIE
DU BARON DE BUSBEC.

AUGER *Giſlen* , Baron de Buſbec, de famille noble & ancienne , nâquit à *Comines* en Flandre l'an 1522; *(a)* il fut élevé dans la maiſon paternelle avec beaucoup de ſoin, & y reſta juſqu'à cet âge, auquel la vûe & la tendreſſe des parens, ſont ſouvent un obſtacle à une bonne éducation. Son pere l'envoya à *Louvain* pour y faire ſes premieres études ; les progrès qu'il fît en cinq ans pendant leſ

[a] Moréri & Bayle diſent que la mere de Busbec étoit de baſſe naiſſance , mais que ſon pere ne ſe méſalliât point, pour le mettre au monde. Ils ajoutent qu'il fut légitimé à l'âge de ſix ans par un reſcript de l'Empereur Charles V.

quels il étudia dans cette Uni-
verfité , furpafferent encore
les efperances que fes heu-
reufes difpofitions avoient fait
naître. Son pere n'épargna rien
pour cultiver un fond fi riche ;
après ce tems , il l'envoya fuc-
ceffivement à Paris , à Venife ,
à Boulogne , à Padoue.

Bufbec de retour de ces Uni-
verfités, (*a*) partagea fon tems à
cultiver les connoiffances que
fon pere lui donna , à l'étude
des Belles-Lettres , de l'hiftoire,
& particulierement à celle des
intérêts des Princes de l'Europe. Son merite ne tarda gueres à le faire diftinguer. Don Pedre *Laffus* , Ambaffadeur de Ferdinand , Roi des Romains, à la
Cour d'Angleterre , le choifit
pour l'accompagner dans cette
Ambaffade.(*b*)Quelques Auteurs
ont dit que Bufbec eut plufieurs

[*a*] En 1545.
[*b*] En 1554.

converſations particulieres avec
le Roy *Henri* VIII. pendant
qu'il reſta à Londres, & que ce
Prince lui fit des offres très-
avantageuſes pour ſe l'attacher.
Buſbec ſuivît l'Ambaſſadeur
dans ſon retour à Vienne, &
après avoir reſté quelque tems
à cette Cour, il ſe rétira à Lille
en Flandres.

Wander Aa, Miniſtre de
Ferdinand, étoit ancien ami de
Buſbec pere, il aima autant le
fils; ſouvent il en parloit à Ferdinand, comme d'un homme qui
pourroit lui être d'une grande
utilité. La maladie de *Malvezzi*,
nommé Ambaſſadeur de ce Prince auprès de Soliman II. fit naître l'occaſion. Wander étant
conſulté pour remplacer Malvezzi, qui ne pouvoit s'acquit-
ter de cette commiſſion, jetta
les yeux ſur Buſbec, & le pro-
poſa à Ferdinand; il fut agréé,
& le Roy lui donna le caractere

d'Ambaſſadeur ordinaire. Buſbec *(a)* partit : ſix mois après ſon
arrivée à la Cour de Soliman ,
les Bachas trouverent à propos
qu'il revint à Vienne, pour remettre lui - même à Ferdinand
une lettre de leur Empereur ; il
le fît, Ferdinand le renvoya *(a)*
auſſi-tôt pour porter ſes répon-
ſes : ce ſecond voyage fut de ſept
ans.

Il ſuffit de lire les lettres de
Buſbec, pour ſentir que ces deux
Ambaſſades lui ont mérité les
plus grands éloges ; il fut de la
derniere fermeté à ſoutenir au
milieu des Barbares les intérêts
de ſon Maître, ſon honneur, &
dans les occaſions, celui de toute
la Chrétienté ; les priſons n'alté-
rerent point ſon zele, ni n'ébran-
lerent ſa conſtance ; la douceur
de ſon caractere lui gagna le
cœur du premier Viſir. Soliman

[*a*] Au mois de Novembre de l'année 1554.
[*b*] Au mois de Novembre de l'année 1555.

écumoit de rage contre la Maifon d'Autriche, peut-être la ruïne dont elle étoit alors menacée, eut été le prélude de celle de toute l'Europe : Bufbec calma Soliman , & fit par fa bonne politique , une paix très-avantageufe pour les circonftances. (*a*)

Comblé d'honneurs & de gloire, Bufbec fit des jaloux à la Cour de Ferdinand, qui venoit de monter fur le Trône de l'Empire ; il montra pour lors & fans foibleffe , tout fon defintereffement fur les places de prééminence ; la plûpart des Courtifans ne pouvoient fe diffimuler qu'il y avoit droit plus que perfonne , d'autres s'imaginoient qu'il les briguoit. Bufbec forma le deffein de quitter la Cour , & de paffer le refte de fes jours dans une vie privée. L'Empereur en

[*a*] Elle fut fignée de Ferdinand , & de l'Ambaffadeur de Soliman le 27 Novembre 1562.

ordonna

ordonna d'une façon bien différente, ce fut à lui à qui il voulut
que l'éducation *(a)* des jeunes
Princes, les fils de Maximilien
II. fut confiée. Busbec engagé
de nouveau à la Cour, répondit
avec dignité au choix de Ferdinand. Les grandes actions des
Empereurs Rodolphe & Ma-
thias, ont fait l'éloge de leur
Gouverneur, elles étoient le
fruit des sages leçons qu'ils en
avoient reçus.

Les Princes étant arrivés à
cet âge où il n'ont plus besoin
de guide, Busbec résolut pour
une seconde fois de se retirer de
la Cour; il en fut empêché par
une nouvelle commission, qui ne
fait qu'ajouter à la haute idée
que l'on doit avoir du mérite de
ce grand homme. *Maximilien*
maria la Princesse *Elisabeth*, sa

[a] Rodolphe II. Ernest, Matthias, &
Albert.

fille à *Charles* IX. Roy de France, & Busbec eut l'honneur de la conduire à Paris. (*a*) Cette Reine sentant le besoin qu'elle avoit d'un homme, tel que lui, l'attacha auprès d'elle, en lui donnant l'Intendance de sa Maison. Après la mort de Charles, cette Princesse s'en retourna en Allemagne, & laissa Busbec en France, chargé de toutes ses affaires. L'Empereur Rodolphe lui donna à cette Cour le caractere de son Ambassadeur, sous le regne de *Henri* III. successeur de Charles. IX.

L'Archiduc Albert étant devenu Gouverneur des Pays-Bas, érigea la terre de Busbec (*b*) en Baronnie, pour témoigner sa reconnoissance à son Gouverneur.

En 1592, Busbec obtint la permission de l'Empereur d'aller

[*a*] En 1570.
[*b*] En 1590.

en Flandres, pour y regler ſes affaires particulieres; il prit ſa route par la Normandie ; pour faire
ce voyage avec plus de ſureté ,
il ſe munit de Paſſeports du Roy
& des Chefs de la Ligue, mais
l'autorité dans ces tems malheureux , ne mettoit point de
barriere aux brigandages des
Soldats de l'un & de l'autre parti ; les Paſſeports furent inutiles à Buſbec : à trois lieues de
Rouen , une bande de Ligueurs
l'arrêterent, & pillerent ſon bagage ; cependant il repréſenta
avec tant de douceur au Chef
de la bande, qu'ils violoient dans
ſa perſonne les loix ſacrées , le
droit des gens , qu'il ſe fit rendre
la plus grande partie de ſes effets. Cet accident peut-être, fut
cauſe qu'il ne continua pas ſa
route ; il alla à Saint Germain,
proche Rouen, chez une Dame
de ſes amies. Deux jours après

son arrivée, il fut saisi d'une fiévre violente, de laquelle il mourût. (a) On enterra son corps dans l'Eglise du lieu, & son cœur fut porté à sa terre de Busbec.

Ainsi finit ce grand homme, âgé de soixante-dix ans, regretté des Grands, & pleuré de ses amis ; les meilleurs Auteurs & les plus grands Historiens, se sont disputés la gloire d'être ses panégiristes, [b] les uns disent qu'il *fut non-seulement le meilleur politique de son tems, grave & prudent, mais qu'il aima beaucoup les Belles-Lettres, & qu'il fût très-curieux de la Philosophie naturelle.* C'étoit un grand homme, dit M. de Thou, [c] *qui avoit une con-*

[a] Le 29 Octobre 1592.
(b) *Quenstedt. de patriis viror. illustr.*
Lipsius Miscellan.
Melchior Adam. vit. Jurisc.

(c) *Vir eruditione rerum agendarum peritia, candore & probitate insignis, qui unam atque legationem ad Portam Otthomanicam sub Ferdinando Cæsare magni suâ cum laude gessit & elegantissimis, ac lectu jucundissimis Epistolis explicavit. Thuan. lib. 104. p. 485.*

noiſſance profonde des grandes affaires, il étoit d'une candeur &
d'une probité rare ; il s'eſt acquitté
d'une maniere à éterniſer ſa mémoire de deux Ambaſſades à la Porte
Ottomane ; y étant envoyé par Ferdinand I. Roy des Romains ; les relations qu'il en a écrites, ſont d'un
beau ſtile, & très-amuſantes à lire.
Philippe Camerarius, ſemble
pleurer encore la mort de Buſbec
dans ſes méditations hiſtoriques,
il dit, [a] *c'eſt un cas lamentable en
toutes ſortes, que ce tant excellent
perſonnage, les ſervices duquel
étoient ſi profitables au public, qui
pour les Empereurs avoit été deux fois
Ambaſſadeur à Conſtantinople, d'où
il étoit venu ſain & ſauf, après
avoir glorieuſement ſurmonté plu-*

______

(a) Selon la verſion Françoiſe au liv. 5.
chap. 14. du troiſiéme vol. on ne prend cet
Auteur à témoignage ici que pour ce qu'il
penſoit du mérite de Busbec, il ſe trompe
ſur le genre de ſa mort, & ſur ſes Ambaſſades. Bayle en a fait une critique fort judicieuſe, ainſi que de quelqu'autres Auteurs qui
étoient dans les mêmes erreurs ſur ce ſujet.

sieurs dangers ; finalement en un voyage à Dieppe, fut dévalisé & tué dedans une forêt, par certaine troupe de brigands ; personnage digne de plus longue vie & de plus douce mort.

S'il m'est permis d'ajouter à l'éloge de Busbec après tant d'Auteurs si célebres, je dirai que ces écrits le peignent pour avoir été de ces grands génies qui reçoivent la réputation lorsqu'elle vient à eux, mais qui ne courent point au-devant d'elle ; qu'il fût de ces sages politiques, qui sçavent que la verité défend de flatter les Grands, mais qui sont assez prudens pour respecter en silence leurs foiblesses ; que ses voyages perfectionnerent son esprit, lui acquirent de profondes connoissances ; & qu'il lui étoit permis de parler & de juger de tout avec confiance, par la solidité de son jugement, & par la multitude des choses qu'il avoit vû & appris.

LETTRE

LETTRES

DU BARON

DE BUSBEC,

Ambaſſadeur de Ferdinand I. Roy des Romains, de Hongrie & de Bohème, &c. traduites du Latin en François, avec des Notes Hiſtoriques & Geographiques.

PREMIERE LETTRE,

Dans laquelle il rend compte de ſa premiere Ambaſſade à Conſtantinople.

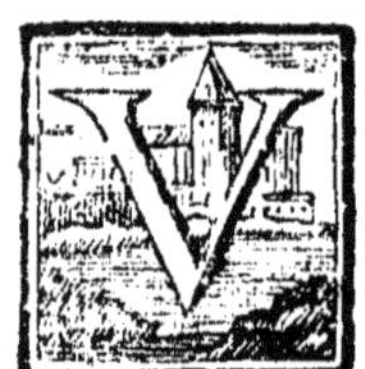

VOUS ne m'accuſerez point d'être infidele dans mes promeſſes ; je me ſouviens à merveilles qu'en prenant congé de vous, je me ſuis engagé de vous

Tom. I.   A

donner la Relation de mon voyage de Conſtantinople. L'exactitude avec laquelle je vais vous la faire, vous prouvera combien j'ai à cœur de tenir ma parole ; mon ſcrupule va même juſqu'à douter que j'y ſatisfiſſe pleinement , ſi je ne vous rendois compte de mon voyage (*a*) d'Amaſie: ainſi vous donnant plus que je ne me ſuis engagé, je me flatte que vous ne me ferez aucuns reproches.

Mais, que cette tendre amitié qui rendoit autrefois tout commun entre nous deux, vous faſſe ſeulement aujourd'hui partager avec moi le plaiſir que j'ai eu ; & gardez-vous de prendre de la peine des dangers auſquels vous verrez que ma vie a été expoſée: plus ils ont été grands, plus le ſouvenir m'en eſt agréable, ſi vous m'aimez encore , le récit que je vais vous en faire, doit auſſi vous plaire.

Vous vous rappellez ſans doute, que quelque tems après mon retour

---

(*a*) Amaſie dans l'Aſie , eſt, ſuivant Ptolomée , au Pont de Galatie ; Pline & Gerblot diſent qu'elle eſt dans la Cappadoce ſur l'Iris ; ceux-ci ſont plus croyables.

Cette Ville a ſervi pluſieurs fois d'appanage aux Filles aînées des Sultans.

d'Angleterre (*a*) Ferdinand m'ordonna de me rendre à Vienne. (Je
n'étois allé à cette Cour que pour
accompagner Dom Pedre , qui y
avoit été envoyé par le Roy pour
affifter en qualité de fon Ambaffadeur
aux nôces du Roy Philippe (*b*) avec
la Princeffe Marie.) Je reçûs le 3 de
Novembre fes ordres , & je partis
le même jour. (*c*) Je paffai par
Busbec pour y voir mon pere & quelqu'uns de mes amis. Le trop long-

(*a*) Ferdinand premier de ce nom , Empereur , nâquit à Medina en Efpagne en 1503.
Il époufa Anne , fille de Ladiflas VI. Roy de
Hongrie & de Boheme ; le 5 Janvier 1531. il
fut élû à Cologne Roy des Romains , &
couronné le 11 du même mois & de la même
année à Aix-la-Chapelle ; en 1558. les Elec-
teurs étant affemblés à Francfort , le recon-
nurent Empereur , fur la démiffion de Charles V. fon frere , & le 14 Mars fuivant , ils
lui prêterent ferment de fidélité. Ferdinand
fut autant belliqueux que politique ; fon regne fut court. Il mourut à Vienne le 25 Juillet 1564. On verra par les remarques fur les
points intereffans des deux Ambaffades de
l'Auteur le génie de Ferdinand.

(*b*) Philippe fils de Charles IV. n'étoit
encore que Prince d'Efpagne , lorfqu'il fe maria en feconde nôces à Marie , fille d'Henry
VIII. Roy d'Angleterre.

(*c*) Il étoit pour lors à Lille en Flandres.

tems que j'y reſtai, m'empêcha de
faire le plus petit ſéjour à Tournay ;
je continuai à faire diligence ; étant
arrivé à Bruxelles, j'allai voir Dom
Pedre, qui me montra des Lettres du
Roy par leſquelles il lui donnoit or‑
dre qu'à mon arrivée dans cette Ville,
il eût ſoin de me faire tenir des che‑
vaux frais ; les ordres de Sa Majeſté
furent exécutés, & dans peu je fûs
à Vienne ; mais vous ne ſçauriez con‑
cevoir tous les dangers que je courus
dans cette route : le cheval me fati‑
guoit extrêmément, les chemins n'é‑
toient pas pratiquables, à cauſe des
pluies continuelles, les jours fort
courts, obligé de marcher pendant
la nuit, & point de lune ; cepen‑
dant j'arrivai ſain & ſauf ; M. Wan‑
der-Aa, Secrétaire d'Etat, me préſenta
au Roy : ce Prince de qui (*a*) je n'a‑
vois point l'honneur d'être connu
particulierement, me reçût avec ces

(*a*) Il eſt vrai que Busbec n'étoit que
très-peu connû de Ferdinand avant cette
entrevûë à Vienne. Wander-Aa ſon ami,
avoit fait ſa cour pour lui ; cependant il ne
le dit pas poſitivement, mais il s'explique de
façon à permettre cette liberté au Traduc‑
teur.

marques singulieres de bonté qu'il n'a
ordinairement que pour ceux de qui
il connoît le mérite & la fidélité.
L'Audience qu'il me donna fut longue ; d'abord il me dit qu'il comptoit
beaucoup sur mon zèle pour son ser-
vice, & qu'il avoit mis toute sa confiance en moi ; dans ce détail, il me fit
sentir combien il lui étoit important
que j'acceptasse l'Ambassade de Constantinople, ajoutant qu'il étoit de la
derniere conséquence que je partisse
le plus promptement qu'il seroit possible. . . . . Persuadé que j'obéirois à
ses ordres, il avoit pris des arrangemens pour que j'arrivasse à Bude au
commencement de Novembre, tems
auquel il s'étoit engagé d'envoyer
un Ambassadeur au (*a*) Bacha qui y

____

(*a*) Bacha, Pacha, ou Bassa, est un Titre
d'honneur que l'on donne aux personnes considérables de la Cour du Grand Seigneur ; le
Bacha de la Mer est ce que nous appellons en
France le Grand Amiral. Les Bachas ne peuvent transmettre à leurs enfans ni leurs biens
ni leurs Dignités ; le Grand Seigneur est leur
héritier, la raison pour laquelle cette Loi est
établie paroît singuliere ; pour l'ordinaire tous
les Bachas sont Gouverneurs des Provinces
& des Villes, où ils ont des Charges de Fi-
nance. Le revenu attaché à leur Place est mo-

réfidoit ; il ne prenoit , me dit-il ,
toutes ces précautions que pour ôter
au Grand Seigneur le plus petit prétexte raifonnable , s'il n'étoit pas fidele à tenir ce qu'il avoit promis.*

Je n'avois plus que douze jours ,
tems qui à peine eût été fuffifant
pour mes préparatifs ; auffi ne puis-je
bien vous dépeindre quel étoit mon
embarras ; je ne connoiffois ni le caractere, ni les mœurs , ni les ufages de
la Nation Ottomane ; n'eût-il pas été
de la derniere imprudence que j'euffe
hazardé cette Ambaffade fans auparavant prendre des inftructions ? Je
fus donc obligé de retrancher encore
fur ces douze jours pour me faire inftruire. Le Roy jugea à propos que je

dique , & on dit que c'eft ce qui fait croire
au Grand Seigneur que les richeffes immenfes
qu'ils ont ordinairement font des éxactions
fur le peuple , & des vols fur fes propres re-
venus ; ainfi, par grace quelquefois , il leur en
laiffe la jouiffance pendant leur vie , & par
Juftice après leur mort une partie rentre dans
fes coffres où elles devoient aller , & l'autre
partie eft diftribuée aux pauvres de la Ville ou
de la Province dont ils étoient Gouverneurs.

* On verra dans l'entretien que Busbec eût
avec ce Bacha ; ce que celui-ci avoit promis au
nom de fon Maitre , *pag.* 35. & 36.

m'adreſſaſſe à M. Malvezzi, perſonne effectivement ne pouvoit mieux que lui me mettre au fait ; le Roy l'avoit envoyé auprès de Soliman, pour né-gocier de concert avec M. Gérard Velduveck, Ambaſſadeur de Charles V. une tréve de huit ans. Son Am-baſſade avoit eu un ſuccès ſi heureux que le Roy l'avoit envoyé une ſecon-de fois avec le titre d'Ambaſſadeur ordinaire, afin que réſidant à Conſ-tantinople il fût à portée d'empêcher les brigandages des Turcs dans la Hongrie, & qu'il portât ſes plaintes directement au Grand Seigneur du peu de juſtice que les Bachas Gou-verneurs des Villes qu'il avoit con-quiſes rendoient aux Hongrois lorſ-qu'ils recevoient des inſultes de la part des Soldats Turcs.

Cette ſeconde Ambaſſade n'avoit pas été ſi heureuſe pour M. Malvezzi que la premiere (*a*) ; la paix & les ar-

_____

(*a*) Après la mort de Jean Vayvode de Tran-ſilvanie, & Roy de Hongrie, Ferdinand ſe fit couronner Roy de Hongrie, & fit la guerre à Iſabelle veuve de Jean, qui vouloit que ſon fils ſuccédât à ſon pere dans le Vayvodat de Tranſilvanie. Iſabelle appella à ſon ſecours le Grand Seigneur ; Ferdinand fut battu pluſieurs

rangemens que le Roy fit fecrette-
ment avec la Reine Ifabelle fut caufe
de bien des mauvais traitemens que
Soliman lui fit , voici ce qui fe paffa
à ce fujet.

M. Malvezzi étoit en grande inti-
mité avec (*a*) Ruftan Grand Vifir, &
lorfque la nouvelle du Traité de la

fois , & perdit quelques Villes en Hongrie qui
refterent au Turc. Enfin il fut contraint d'é-
vacuer la Tranfilvanie ; la Reine Ifabelle y entra , & par reconnoiffance du fecours que le
Grand Seigneur lui avoit donné , elle s'engagea à lui payer tous les ans une fomme de
vingt mille écus ; ce Traité avec le Turc ne
pût tenir contre la politique de Ferdinand ,
il fit des offres fi avantageufes à Ifabelle
qu'elle le rompit ; elle céda à Ferdinand la
Tranfilvanie , qui lui donna en échange le
Duché de Munfter avec une penfion de vingt-
cinq mille écus ; cet arrangement fe fit fi fé-
crettement , & fut fi bien négocié , que les
Turcs ne le fçurent qu'après qu'il fut fait.

(*a*) Ruftan étoit fils d'un Vacher, lui-même
avoit été Berger. Il s'éleva par fon mérite perfonnel jufqu'à la Dignité de premier Vifir. Il
joignit à cette Dignité l'honneur d'époufer
une fille de Soliman ; la mort de Muftapha fils
aîné de Soliman fut la caufe de fa difgrace ,
mais il dût une feconde fois à fes grands talens
& à fon habileté pour augmenter les Finan-
ces de l'Etat, le pardon qu'il en obtint , il
fut remis en place. Rien ne le rendit jamais
fufpect à l'Empereur que fa trop grande ava-

Reine Isabelle avec Ferdinand, commença à se répandre dans Constantinople, Rustan demanda à M. Malvezzi si ce bruit étoit vrai ; M. Malvezzi lui assura que c'étoit une fauf-
feté. (peut-être l'ignoroit-il) Rustan
aussi-tôt alla rassurer le Grand Seigneur , lui disant que Sa Hautesse
pouvoit ajouter soi à la réponse de

rice , quoique dans le fond il n'aimoit l'argent
& ne mettoit des Impots que parce qu'il
sentoit le besoin pressant de son Maître ; il
étoit si habile dans cette partie qu'il tiroit
de l'argent même des fleurs qui croissoient
dans les grands Jardins , tandis que d'un
autre côté il faisoit revendre le cheval , la
cuirasse , & tout l'équipage de chaque pri-
sonnier de guerre que l'on prenoit, il faisoit
enfin argent de tout. Ce talent pour les Fi-
nances étoit si connu, qu'un Turc , homme
de considération , disoit un jour étant extrêmément irrité contre lui , qu'il ne voudroit pas lui nuire, quand même il le pourroit, (ce qui est admirable dans un Turc)
parce que personne comme lui n'avoit le secret
de procurer de l'argent à son Maitre.

Il y a dans le Palais du Grand Seigneur
une Chambre destinée à renfermer l'argent
que Rustan leve par ces sortes d'Impots extraordinaires , avec cette inscription sur la
porte : *Pecunia Rustani diligentiâ acquisita.*

J'ai pris dans l'Auteur ce qui est en Note ,
de l'avarice de Rustan , pour ne point inter-
rompre la suite de l'Histoire.

Malvezzi ; Ferdinand d'un autre côté ayant consommé son Traité avec la Reine Isabelle, se mit en possession de la Transilvanie, & n'en fit plus un mystere. Ce premier bruit alors se confirma, on reçût à la Porte des Lettres qui l'assuroient de façon qu'il n'étoit plus permis d'en douter ; le Grand Seigneur s'emporta vivement contre Rustan, & lui fit des reproches de sa trop grande facilité à croire ce que M. Malvezzi lui avoit dit ; vous devinez sans doute que Rustan, piqué des reproches que le Grand Seigneur lui faisoit, ne demeura pas tranquille ; il fit sentir à M. Malvezzi tout le feu de sa colere, lui reprochant dans les termes les plus durs qu'il avoit abusé de sa confiance ; enfin le pauvre Malvezzi fut traîné en prison, ses effets confisqués, & ses Domestiques mis à l'encan ; voilà comme se termina cette catastrophe. Je serois trop long si je vous racontois tous les mauvais traitemens qu'il souffrit pendant deux mois qu'il restât en prison, il me suffira de vous dire qu'il y eût une maladie causée par une rétention d'urine, de laquelle il pensa mourir, parce qu'on ne voulut permettre à perfonne, pas même à un Médecin d'aller le vifiter, & de lui donner du fecours. Tel eft le caractere des Turcs, il n'eft point de Nation qui en ufe avec de meilleurs façons, & avec des marques d'un plus grand attachement, envers fes amis ou fes alliés, mais auffi il n'en eft point qui traite fes ennemis avec plus de barbarie & avec plus d'inhumanité.

Le Grand Seigneur s'étant ainfi vengé de la prétendue perfidie de M. Malvezzi, fit affembler fon Confeil, pour déliberer fur le parti qu'il avoit à prendre pour ne pas perdre la penfion affignée fur la Tranfilvanie ; quelque modique qu'elle fût, elle ne lui parut pas un interêt à négliger : l'affaire n'étoit pas facile à décider ; les troubles de l'intérieur de l'Empire empêchoient qu'il allât faire la guerre au dehors, ainfi on délibera pour une négociation, & qui fut fans fuccès.

Ferdinand dans fon Traité d'échange avec la Reine, ne s'étoit point engagé de continuer à payer cette penfion au Turc. Ifabelle de fon côté s'en trouvoit déchargée,

puifqu'elle ceffoit de jouir de la Tranſ-
ſilvanie , ſeule raiſon pour laquelle
elle s'étoit renduë Tributaire du
Turc. Ainſi l'un & l'autre appuyé de
ces moyens crurent être en droit de
refuſer à Soliman la penſion qui
étoit de vingt mille écus.

On examina à la Porte ces raiſ-
ſons , elles parurent ſans replique ,
mais on imagina que la Reine n'avoit
pû traiter ainſi avec Ferdinand de la
Tranſilvanie, ſans l'aveu de Soliman,
& que l'ayant fait , le traité étoit nul,
& que Ferdinand devoit rendre la
Tranſilvanie.

Ferdinand répondit à ces dernieres
raiſons qu'il ignoroit quels pouvoient
être les droits de Soliman ſur la Tranſilvanie , qu'il avoit traité avec la
veuve du (*a*) Vayvode dans la bonne
foi , (*b*) que cette Princeſſe n'y avoit

(*a*) Vayvodes étoit le nom que l'on donnoit aux Gouverneurs de la Valachie & de la
Moldavie , il ſignifie auſſi Prince Souverain ;
c'eſt ainſi qu'il faut l'entendre dans cet endroit de Busbec.... On appelle encore Vayvodes les Gouverneurs particuliers de quelques Villes ſous un Bacha dans l'Empire des
Turcs.

(*b*) Il eſt à remarquer que le Roy Jean
avant de mourir avoit nommé George Mar-

point été contrainte ni par la force
ni par rufes, qu'il vouloit que fon
traité eut toute fon exécution, &
qu'enfin il ne payeroit de tribut à perfonne, & qu'il refteroit maitre de la
Tranfilvanie.

La détention de M. de Malvezzi en
prifon, obligea Ferdinand d'envoyer
un autre Ambaffadeur à Conftantinople; il choifit l'Evêque d'Eger, à qui
il donna pour Adjoint un Capitaine
de Galere, nommé Zay. Le Roy avoit
de grandes preuves de la fidélité de
ces deux hommes, & il connoiffoit
toute leur habilité dans les négociations; Malvezzi à leur arrivée fortit
de prifon, Soliman même le chargea
de fes lettres pour Ferdinand, il ré-
vint à Vienne, & Ferdinand quelques
tems après réfolut de le renvoyer à
Conftantinople avec la commiffion
d'Ambaffadeur ordinaire, fuppofé que
la paix fe fit entre ces deux Princes.

Ainfi cette affaire dont les com-

tinufius Evêque de Varadin pour être Tuteur
de fon fils, que ce Prélat ne confentit jamais
au Traité d'échange que Ferdinand fit avec
la Reine; il s'y oppofa au contraire de toutes
fes forces, & fe fit un parti confidérable qui
auroit maintenu le jeune Prince dans la

mencemens avoient été si malheureux, eut une fin au contraire très-
heureuse ; & aussi-tôt que Ferdinand
eut donné ses ordres, Malvezzi partit
en passant par(*a*)Commaronium, mais
il s'y est trouvé si violemment attaqué
de sa rétention d'urine, qu'en peu de
jours on a désesperé de sa vie. Ne
pouvant aller plus loin, il prit le parti
d'écrire au Roy, & de lui mander
l'état où il se trouvoit, le suppliant de
vouloir bien le rappeller, & d'envoyer un autre Ambassadeur à sa place;
le Roy à l'ouverture de la lettre s'est
imaginé que le souvenir des mauvais
traitemens que les Turcs lui avoient
faits, pouvoit bien l'avoir déterminé
à feindre une maladie, craignant que
pareils malheurs ne lui arrivassent;
cependant le Roy faisant d'un autre

possession des Etats de son pere, si le Conseil
de Ferdinand n'eût chargé un Capitaine d'Infanterie d'assassiner l'Evêque ; on s'en tint au
murmure en Hongrie après la mort du Prélat ; est-ce là une marque de la bonne foi de
Ferdinand.

(*a*) Commaronium est une Forteresse sous
les murs de laquelle la riviere de Vage vient
se perdre dans le Danube. C'est la derniere
Place de la Hongrie, & la plus voisine de la
Turquie.

côté attention aux preuves de fidélité
& d'attachement pour sa personne
& pour l'Etat, que Malvezzi avoit
donné dans toutes les occasions, n'a
plus douté de la réalité de sa maladie,
il l'a rappellé, & m'a chargé à sa place
de l'Ambassade.

Je partis donc, comme j'ai eu l'honneur de vous le dire, pour aller trouver M. Malvezzi, qui s'étoit retiré
dans une de ses Terres, afin qu'il me
mit au fait du gouvernement des
Turcs, (a) & que par ses sages avis
je pûs me garantir de leurs ruses, &
des piéges qu'ils pourroient me tendre. Je ne restai que deux jours avec
lui : vous jugerez par ce peu de tems
combien peu aussi je fus instruit, &
à vous dire vrai, il ne m'apprit que

(a) Les Turcs descendent des Scytes, qui
habitoient entre le Pont Euxin & la Mer Cas-
pienne ; ils sont naturellement ambitieux, &
tiennent encore de la cruauté de leur premiere origine : ils sont grossiers & fainéans,
pour l'ordinaire mal-propres & gourmands,
ils s'exposent aisément au danger, on n'en de-
vine pas aisément la raison, c'est un mélange
singulier de bonnes & de mauvaises qualités,
ils sont politiques & sages dans leur Gouvernement, charitables envers les Etrangers,
faisant bâtir des Hôpitaux pour les y recevoir.

ces sortes de choses qui sont de l'usage familier ; de-là je revins à Vienne, & je me mis en état de partir le plus promptement qu'il me fût possible , mais il me restoit tant de choses à faire , le tems que j'avois pour tout disposer étoit si court , & le Roy me pressoit si vivement, que je désesperai de pouvoir partir au jour marqué : voici à ce sujet une petite ruse dont le Roy se servit pour me piquer d'honneur , croyant me faire faire plus de diligence. Il alla à la chasse le jour qu'il avoit indiqué pour mon départ , & le matin à son lever il dit qu'il me connoissoit si diligent , qu'il ne doutoit pas d'un instant que je ne fusse parti avant son retour , ce qui arriva effectivement, mais je le dévancai de bien peu.

Il étoit onze heures du soir quand nous arrivâmes à Ficiminum , quoique cette Ville ne soit qu'à quatre mille de Vienne, nous nous y arrêâmes pour souper, ce que nous aurions fait avant de partir si nous n'eussions pas été si pressés ; de-là nous primes la route de Commaronium , je devois séjourner dans cette Ville , attendu que le Roy m'avoit ordonné de con-

férer

férer avec un certain homme appellé Palinohi, & de le mener avec moi à Bude ; cet homme étoit exactement informé des vols & des brigandages que les Turcs faifoient chaque jour dans la Hongrie. Je devois le préfenter au Bacha de Bude, comme un témoin oculaire de ces ravages, dont je venois lui faire des plaintes de la part du Roy, mais ce Palinohi ne fçachant point les deffeins du Roy, & ignorant que je duffe arriver, s'en étoit allé quelques jours avant mon arrivée à la campagne, perfonne ne fçavoit où il étoit, ni quand il reviendroit, ce qui me chagrina extrêmément. J'écrivis de tout ceci au Roy, & je le prévins que ce Palinohi étant ainfi abfent, il ne m'étoit pas poffible d'exécuter fes ordres, cependant je fis refter un homme de ma fuite un jour après mon départ, afin que fi ce Palinohi arrivoit, il vint me joindre, & nous continuâmes notre route.

Après trois jours de marche, j'arrivai à (*a*) Grand ; le Gouverneur de

(*a*) Grand eft une Ville confidérable dans la baffe Hongrie ; il y avoit très peu de tems que les Turcs l'avoient prife quand Busbec y paffa : c'étoit la premiere Place des Frontieres

Commaronium m'avoit fait efcorter
de feize Houfards, à qui il avoit donné ordre de ne point me quitter que
quand le Détachement que le Gouverneur de Grand devoit envoyer au
devant de moi, nous auroit joint. A
peine eûmes nous marché pendant
trois heures, que nous apperçûmes
quatre Cavaliers Turcs ; je me doutai
que c'étoit ceux qui devoient m'efcorter ; pour lors fans attendre qu'ils
nous euffent joint, je congediai mes
Houfards, fçachant la haine impla-
cable qui regne entre ces deux Na-

de l'Empire Ottoman. En 1543. Soliman la
prit, en 1595. l'Empereur la reprit, & en 1605.
les Turcs l'ont reconquife ; elle eft reftée fous
leur domination jufqu'en 1683. que l'Empereur & l'Electeur de Baviere s'en rendirent
les Maîtres. Depuis ce tems les Turcs ont fait
plufieurs tentatives pour la reprendre, mais
elles ont toujours été fans fruit ; l'Empereur
l'a fi bien fortifiée, que les feuls habitans fans
autre fecours, pourroient la défendre pendant
un fiége de deux mois. Grand eft bâtie dans
une plaine, le Château eft fur une Colline
dont le Danube arrofe le pied ; il y a quelques Auteurs qui divifent cette Ville en haute
& baffe, ce qui feroit contraire au bon fens,
vû fa pofition qui eft dans une plaine, s'ils
n'entendoient parler de fon Château, duquel
ils font la haute Ville.

tions, j'apprehendai quelques efcar-
mouches dans cette rencontre.

Ces quatre Cavaliers venoient effectivement au devant de moi, & ne
penfez pas que ce fût là toute l'efcorte; ils n'en faifoient tout au plus
que l'avant Garde : dès qu'ils m'ap-
perçûrent ils fe rangerent en bataille
pour me faluer , enfuite s'avançans
près de la portiére de mon carroffe,
ils lierent converfation avec moi ;
(j'avois un Interprête ,) mais comme je m'étois imaginé que c'étoit
là toute l'efcorte , je vous dirai que
je fus dans la derniere furprife de me
trouver environné de tout un Re-
giment de Cavalerie après avoir fait
un quart de lieue. Un autre que moi
fans doute fe feroit trouvé bien flatté
de cet honneur, d'autant mieux que
toute la troupe étoit des hommes
choifis. Leurs boucliers & leurs lances
étoient peintes & très - bien ajuftées ,
ils avoient des coutelas enrichis de
pierreries , leurs turbans ornés de
belles plumes de différentes couleurs,
leur uniforme rouge , tous montés
fur de très-beaux chevaux & très-bien
harnachés. Les Officiers s'avancerent
& me firent leur compliment fur mon

heureufe arrivée ; enfuite ils me demanderent quel étoit le fujet de mon
Ambaffade, comme je ne crûs pas qu'il
fût néceffaire de le leur dire, je leur
répondis ce qui me vint d'abord en
penfée, nous continuâmes ainfi notre
chemin , faifant converfation fur des
chofes indifférentes ; enfin nous arrivâmes à Grand, j'y entrai avec ma
troupe comme auroit fait un Empereur dans un jour de triomphe ;
j'allai loger chez (a) l'Archevèque ,
qui me traita plutôt comme un Militaire que comme un Ambaffadeur ;
je fus heureux d'avoir avec moi mon
lit de camp , j'aurois couché comme
tous mes gens fur le plancher , fur
lequel il fit étendre de mauvais tapis,
fans matelats, fans draps, ils n'eurent
pas même de paillaffes ; ainfi ce fut
chez M. l'Archevêque où ils fentirent
pour la premiere fois les plaifirs que
donne la moleffe du coucher des
Turcs.

(b) Le Sangiac de la Ville apprit

(a) L'Archevêque de cette Ville eft le plus
grand Seigneur de toute la Hongrie , fes richeffes font immenfes, & fa Dignité eft la
premiere du Royaume.

(b) Un Sangiac chez les Turcs fait dans une

le lendemain mon arrivée, & quoiqu'il sçut très-bien que je n'avois point
de lettres à lui remettre ni rien à lui
dire de la part de mon Maitre, il me
fit presser d'aller le voir; j'étois si fatigué de la route, que je l'envoyai
prier de m'en dispenser, il n'écouta
point mes raisons, il persista au contraire avec tant d'opiniâtreté, que je
ne pûs me défendre d'y aller. Vous
augureriez sans doute qu'avec tant
d'empressemens il avoit des choses
d'importance à me communiquer ;
rien moins, il me dit qu'il vouloit
seulement me voir, me faire ses offres
de services, me demander le sujet de
mon Ambassade, m'exhorter à faire
la paix, & enfin me souhaitter un
heureux voyage. Vous voyez que la
curiosité seule fut le motif des empressemens du Sangiac, je sçavois
déja que ce deffaut étoit commun à
tous les Turcs, aussi en fus-je bien
moins surpris que je ne l'avois été
d'entendre croasser des grenouilles
pendant toute la route de Commaronium à Grand, d'autant mieux que

Place les fonctions de Lieutenant de Roy. Il
commande sous les ordres d'un Bacha qui en
est le Gouverneur.

nous étions pour lors dans le mois de Decembre, & que le tems étant très-froid, ceci me parut un phénomene; j'en demandai la caufe à quelques gens du Pays, qui me dirent que l'eau de ces marais malgré la rigueur de la faifon étoit toujours tiéde à caufe de la quantité de foulphre qui étoit dans le limon.

Je ne reftai qu'un jour à Grand, & le lendemain j'en partis dans le deffein d'aller coucher à Bude, mais on m'avertit qu'il falloit que je me précautionnaffe de faire un déjeûné qui pût me fervir en même tems de dîné, parce que de Grand à Bude on ne trouve point d'Auberges. Je n'oublierai pas de vous dire que le Sangiac voulut me conduire : je lui fis les plus fortes inftances pour l'engager à ne pas prendre cette peine , mais il ne me fut pas poffible de l'en empê-cher : il fit monter à cheval tous fes efclaves, à la tête defquels il fe mit; dès que nous eûmes quitté les Portes de la Ville, toute cette Cavalerie mit le bonnet bas , & fit un exercice qui me parut fort fingulier; ils couroient brides abbatuës les uns fur les autres la lance haute, d'autres caraccoloient, vous euſſiez été ſurpris de leur adreſſe , & de la grace qu'ils avoient à faire ces différens mouve- mens. Je me rappelle que dans la Troupe il y avoit un jeune Tartare dont les cheveux étoient ſi longs & ſi épais que l'on me dit qu'il ne ſe couvroit jamais la tête, ni dans le froid ni dans un tems de pluie ; on m'ajouta même qu'ils lui ſervoient de caſque pour ſe garantir des fleches ou des coups de ſabre quand il ſe trouvoit dans une affaire.

Enfin quand le Sangiac crût avoir fait aſſez de chemin , il s'arrêta, & après nous être fait beaucoup de po- liteſſes de part & d'autre , il prit congé de moi, & s'en retourna à Grand ; je reſtai ſeulement avec ceux qui étoient deſtinés pour m'eſcor- ter.

En arrivant à Bude , je trouvai quelques (*a*) *Chiaous* qui étoient

---

(*a*) Les Chiaous ſont des Officiers du Grand Seigneur qui font les fonctions de nos Huiſ- ſiers & de nos Exemts ; ils ſont au nombre de ſix cens. Celui qui les commande s'appelle Chiaou Bachi. C'eſt une place de diſtinction, ils ſont les porteurs des Arrêts de mort que prononce le Grand Seigneur contre un Viſir

venus au-devant de moi, j'allai loger
dans cette Ville chez un particulier
Hongrois, qui eût un très-grand foin
de mes chevaux & du reſte de mon
équipage ; il n'en prit pas autant de
moi, à beaucoup près ; les Habitans
de ce Pays ont fur cela un fyſtème
tout particulier ; ils s'imaginent que
pourvù qu'un homme foit à l'abri
des injures du tems, ç'en eſt aſſez,
ils fe mettent peu en peine du reſte.

Dès que le Bacha fçût mon arrivée, auſſi-tôt il m'envoya un *Tuigon*
pour me faluer de fa part, me priant
de vouloir bien l'excufer s'il ne venoit pas lui-même de quelques jours,
ce qu'il prévoyoit ne pouvoir faire
parce qu'il étoit malade, mais qu'auſſi-
tôt qu'il feroit feulement convalef-
cent, il ne manqueroit pas de venir
m'offrir fes fervices. Cette maladie
me fit faire un long féjour à Bude,
ce qui me donna le tems d'attendre
de Commaronium ce Palinohi, qui

ou un Bacha, cet Arrêt eſt enveloppé d'un
fatin noir. Les Chiaous font armés d'un Cimeterre, d'un Arc & de Fleches, ils portent
à la main un bâton couvert de lames d'argent, au bout duquel eſt une maſſe auſſi
d'argent, faite en forme de globe.

de

de fon côté avoit fait prompte diligence pour venir me joindre, dès qu'on lui eût dit que j'avois befoin de lui, mais le fujet de la maladie de notre Bacha étoit trop plaifant pour que je ne vous le raconte pas. Vous fçaurez donc que ce Bacha eft extrêmement avare, & d'une méfiance qui paffe toute expreffion, croyant que fon argent ne feroit pas en fûreté chez lui, il l'avoit caché dehors, je ne fçai où, fi mal cependant que quelqu'un l'avoit obfervé, & l'avoit dérobé. Ce vol fut pour le Bacha un coup de foudre, la fiévre l'avoit prife auffi-tôt qu'il le fçût. Voulant cependant furvivre à fon malheur, il me fit prier de lui envoyer mon Médecin, je le lui envoyai effectivement ; c'étoit ce pauvre Guillaume Quakelben, homme de bon fens, & fort expérimenté dans fon Art. Mais je faillis bien à me repentir de ma complaifance ; le Bacha avoit été fi fenfible à fa perte, que toutes les fois qu'elle fe préfentoit à fon imagination la fiévre redoubloit, & ce fouvenir fe répétoit fi fouvent que les accès devinrent des plus violens, & qu'en peu on défefpera de fa vie. Jugez dans

tout ceci de mon inquiétude. Je sçavois que si le pieux Bacha eût été
joindre son Mahomet, les Turcs n'auroient pas manqué de dire que c'étoit
mon Médecin qui l'avoit congédié,
quel mauvais parti ne lui eussent-ils
pas fait? & pensans que j'étois d'accord avec lui, croyez-vous que j'a-
vois lieu d'esperer un meilleur traite-
ment? mais, grace à Dieu, le Bacha
revint en santé, & j'en fus quitte pour
la peur.

Ce fut à Bude où je vis pour la
premiere fois (a) des Janissaires dont
la Garnison est entiérement compo-
sée, cette Troupe est aujourd'hui au
nombre de douze mille hommes. Ils
sont répandus dans toute la Turquie,
les uns gardent des Places de Guerre, & d'autres sont seulement pour
maintenir la paix & le bon ordre
dans des Villes habitées par les Juifs,
par les Chrétiens, & par les Turcs.

(a) Les Janissaires sont une Troupe d'Infanterie destinée pour la garde du Sultan. Sa
création est d'Amurat I. leur nombre n'est
pas déterminé, ils sont aujourd'hui bien
moins puissans qu'ils l'étoient autrefois. En
1648. ils déposerent Ibrahim Empereur, &
l'étranglerent.

Leur habillement eſt ſingulier, ils ont des caſaques qui leur deſcendent juſqu'aux talons; à la place de Bonnet ou de Turban, ils portent ſur la tête une manche de cette caſaque qui ſemble être coupée en deux; la partie du devant s'éleve ſur le front comme une pyramide en forme de corne ou de capuchon, & ce capuchon eſt brodé en or & en argent, & garni de quelques pierreries, qui ſont fauſſes à la vérité, la partie du derriere leur deſcend ſur les épaules, & leur ſert de manteau. Dans le ſéjour que j'ai fait à Bude, deux de ces Janiſſaires ont preſque toujours aſſiſté ou à mon dîné ou à mon ſouper; dès qu'ils entroient dans la ſalle à manger, ils commençoient par ſe découvrir la tête, & ſe tenant à la porte ils me ſaluoient profondément; enſuite ils ſe mettoient à courir en s'approchant de moi, l'un me prenoit la main pour la baiſer, l'autre un pan de mon habit; ils m'offroient après chacun un bouquet d'Hyacinthe ou de Narciſſe, leur compliment ainſi fait, ils regagnoient la porte encore en courant, & toujours reculant de peur de me tourner le dos (ce qui ſeroit chez les

Turcs un manque de respect) puis
les yeux tournés vers la terre , les
deux mains sur la poitrine , & dans
un profond silence , ils se tenoient de
bout : n'est-il pas vrai qu'un air si mo-
deste joint à leur habillement, vous
les auroit fait prendre plûtôt pour
des Religieux que pour des Soldats ,
pour moi je vous avouë que j'y fus
trompé ; la premiere fois que je les
vis, je crûs que c'étoit quelques Moi-
nes Turcs , ou quelques Préfets de
Colléges ; ces visites ne se faisoient
pas sans interêt , aussi leur donnai-je
quelques eskalins , & aussi-tôt après
ils me saluoient & s'en alloient me
prédisant des choses fort heureuses ;
de plus , j'avois toujours quelques
Turcs à souper, que le vin plus que
la bonne compagnie y attiroit ; il
suffit qu'ils ne soient pas dans l'usage
d'en boire, pour en prendre jusqu'à
l'excès quand ils en ont une fois
goûté , de façon que mes conviés
auroient volontiers passé la nuit à se
porter des santés, mais quand cela
commençoit à m'ennuyer, je sortois
de table , & je me retirois seul dans
ma chambre ; ceux qui n'étoient pas
encore yvres , sortoient d'assez mau-

vaife humeur, mais je ne tardois guéres à voir entrer mon petit interpre-
te, ces mécontens me le députoient pour me prier de leur faire donner du vin, & ces grands vafes d'argent, ajoutoient-ils, dont ils s'étoient fervis au fouper, m'affurant qu'ils ne m'incommoderoient point, & qu'ils alloient fe retirer dans un coin de la maifon pour y paffer le refte de la nuit à boire à ma fanté. Vous conviendrez qu'il auroit fallu être de mauvaife humeur pour ne pas répondre aux défirs bachiques de mes Turcs, d'ailleurs je n'ofois rien leur refufer. Ils buvoient donc ainfi jufqu'à ce que le fommeil de l'yvreffe leur eût fermé les paupieres, pour lors ils s'étendoient fur le carreau, & s'endormoient.

Ceci vous étonnera fans doute, fçachant que c'eft un grand crime pour les Turcs de boire du vin, fur-tout pour ceux qui font d'un âge mur ; mais voici ce qu'ils ont imaginé pour adoucir la févérité de la Loi du grand Prophête. Si un jeune homme boit du vin, ce n'eft pour lui qu'une faute légere, il trouvera fon pardon dans la foibleffe de fon âge ;

ſi au contraire un homme d'un âge
avancé en boit, & qu'il ait été aſſez
heureux ſeulement pour en avoir
goûté étant jeune, il peut s'enyvrer
impunément tous les jours ſans appréhender les ſupplices de l'autre
monde, parce que la peine qu'il a à
ſouffrir n'eſt que pour ſa premiere
faute, ſans que les autres lui ſoient
imputées. Vous direz ſans doute que
rien n'eſt plus ridicule que ce ſenti-
ment, quant à moi j'en penſe différemment, mais ſuſpendez votre jugement pour un inſtant : voici un trait
de ſcrupule : j'ai vû à Conſtantinople un vieux Turc, tenant dans ſa
main une coupe pleine de vin, qui
avant que de la boire ſe mit à faire
des hurlemens affreux ; je demandai
à quelqu'un de ſes amis ce qu'il diſoit, ils me répondirent qu'il aver-
tiſſoit ſon ame du crime qu'il alloit
commettre, & afin qu'elle n'en fut
point ſouillée, il la prioit de ſe retirer dans la plus petite partie de ſon
corps, ou qu'elle le quittât totalement
pour cet inſtant, décidez maintenant.

Mais je m'apperçois que je vous

entretiens trop long-tems fur (*a*) Bude , d'autant mieux que c'eſt une Lettre que je vous écris, & non pas un Livre, cependant il manque-roit quelque choſe à l'idée que je veux vous en donner, ſi je ne vous parlois pas de ſa ſituation qui eſt des plus agréables. Elle eſt bâtie ſur le dos d'une Montagne, au pied de la-quelle paſſe le Danube ; d'un côté au-delà du Fleuve eſt un Pays mêlé de bois & de prairies , qui forment le plus beau payſage; de l'autre, der-riere la montagne ſont des côteaux de vigne dans une belle expoſition, & toute la contrée eſt extrêmément fertile. Cette Ville a été autrefois la Capitale de la Hongrie, & ne ſoyez donc plus étonné ſi les Rois l'avoient choiſie pour faire leur réſidence. On y voit encore les Palais que ces Prin-ces habitoient, mais qui ſont preſque tombés en ruine, ce qui reſte ne ſe ſoutient que par des appuis, & ſert de cazernes aux Soldats Turcs, qui

(*a*) Bude eſt la Ville la plus conſidérable de la Baſſe Hongrie. Soliman II. la prit en 1526. elle eſt reſtée ſous la domination des Turcs juſqu'en 1686. que l'ArchiducMathias la reprit après un ſiége de deux mois & demi.

n'ayant qu'une paye fuffifante pour
vivre, n'y font faire aucunes réparations, auffi pourvû que leur lit foit à
couvert de la pluye, & que leurs chevaux foient dans un lieu fec, ils fe
mettent peu en peine du refte, ils
occupent feulement les rez - de-
chauffée, & abandonnent les appartemens du haut aux rats & aux be-
lettes.

Ceci me fait naître l'occafion de
vous dire quelle eft la façon de penfer des Turcs fur les grands édifices
& fur leur logement en particulier,
ils croyent qu'il y a de la folie à bâtir
une belle Maifon. *Les hommes doivent
ſçavoir*, difent-ils, *que le monde n'eſt
point leur derniere demeure, puiſqu'ils
y ſont au contraire comme des etrangers en paſſant; de quelle grande utilité leur pourroient donc etre de beaux
Palais? ce ſeroit tout au plus pour montrer l'orgueil & la vanité de ceux qui
les feroient bâtir.... pour nous nous re-
gardons nos maiſons comme les Voyageurs regardent les auberges qu'ils trou-
ꝟent ſur leurs routes, elles les garan-
tiſſent du froid, de la pluie, des ardeurs du Soleil, elles les mettent en ſûreté contre les pourſuites des voleurs;*

c'eſt là toutes les commodités & les ſeuls agrémens que ces Voyageurs cherchent dans ces Maiſons, parce qu'ils ne doivent y reſter que très peu de tems, & qu'elles ne leur appartiennent pas, quant à nous, nous ne cherchons rien de plus dans celles que nous habitons. Cette opinion eſt ſi générale dans tous les Turcs, que vous auriez peine à en trouver un, quelque riche qu'il ſoit, qui faſſe bâtir autre choſe qu'une cabane ou une chaumiere, grande ou petite, ſelon que ſa famille eſt nombreuſe, & qu'il a beaucoup d'eſclaves : après cela vous ne feriez plus ſurpris de ne pas voir dans toute la Turquie ni grande Cour, ni beau Portique, rien enfin qui tienne de l'architecture ; mais en revanche les Turcs ſont magnifiques dans leurs Jardins & dans leurs bains. Les Hongrois ſont à peu près du même goût, ſi vous exceptez Bude & Pauſonium, vous ne trouverez dans toute la Hongrie aucun beau bâtiment, leur motif eſt grand, c'eſt une belle morale ; mais je crois que c'eſt plûtôt une coûtume dont les deux Nations ont hérité de leurs anciens, qui ignoroient l'art de bâtir une maiſon belle

& commode , ou qui étoient plus occupez du métier de la guerre que du foin d'embellir leurs Villes fur la poffeffion defquelles ils ne comp-toient jamais.

Je n'ai plus qu'un mot à vous dire de Bude , c'eft une curiofité que j'ai vû avec plaifir. Au-delà de la porte par laquelle on paffe pour aller à Conftantinople , eft une Fontaine dont l'eau bout à fi groffes ondes, que vous n'imagineriez pas que l'on pût pêcher le poiffon que l'on voit nager au fond fans être cuit. (*a*)

Enfin le Bacha revenu en fanté, me fit dire le 7 Décembre que je pouvois me préfenter. J'allai avec toute ma fuite à fon Audience , je lui offris les préfens dont j'étois chargé pour lui, les accompagnant d'autant de careffes qu'il me fut poffible , je lui fis enfuite mes plaintes des inful-

---

(*a*) Dans l'Hiftoire & la Defcription du Royaume de Hongrie, liv. 3. édit. 1688. il n'eft parlé que de deux Fontaines , dont l'eau eft fi froide que l'on ne peut y tenir la main ; il eft dit auffi qu'il y a des Bains chauds, il femble que l'Hiftorien ne parlant point de la Fontaine curieufe de Busbec , la confonde avec ces bains , & que l'un & l'autre foit la même chofe.

tes & des vols que les Turcs avoient
faits fur nos Hongrois, je lui demandai que ce qui avoit été pris aux
particuliers & au Roy mon Maître,
contre la foi des Traitez fût reftitué,
le priant de fe fouvenir qu'il avoit
écrit à Ferdinand que tout feroit
rendu, pourvû qu'il lui envoyat un
Ambaffadeur; je lui ajoutai qu'il devoit tenir fa parole avec d'autant
plus de raifon que les Hongrois n'a-
voient rien pris aux Turcs, & qu'il
n'avoit que de très légeres plaintes à
en faire. Voici ce qu'il me répondit.

Les injures & les vols dont vous me
parlez font très peu de chofe, & j'ai
pareilles plaintes à vous faire; quant
aux Places que vous prétendez que je
dois rendre, je vous réponds que je dois
au contraire les garder, par l'une de
ces deux raifons, car ou je n'ai pas
promis de les rendre, & pour lors vous
n'avez nul droit à les répeter, ou fi j'ai
promis, vous devez fentir que ce n'é-
toit pas avec le deffein de tenir ma pa-
role, parce que je ne le peux pas, &
que je ne le dois pas. Le Sultan ne m'a
pas donné le pouvoir de diminuer fon
Empire, c'eft le foin au contraire de
l'agrandir qu'il m'a confié; ne foyez

pas surpris de ma réponse, je serois plus facile si c'etoit mes interêts particuliers que je discutasse avec vous, mais ce sont ceux de mon Maître, je dois les defendre avec plus de force que les miens. *Vous allez vers le Sultan, faites-lui valoir vos droits, demandez-lui ce que vous me demandez, il est le Maître de tout vous accorder.* Le Bacha termina ce discours bref & laconique, en me disant que comme il n'étoit que convalescent, je devois appréhender de lui devenir incommode par une dispute & des répliques qui l'ennuyeroient sans le faire changer de sentiment. Ceci me parut être un Arrêt définitif, je me retirai aussitôt, bien fâché de n'avoir pû réussir dans ma négociation ; je renouvellai seulement avec ce Bacha la tréve, suivans les ordres qu'il en avoit reçû de Soliman.

Lorsque je fus introduit à son Audience, je remarquai que cette ancienne coûtume des Romains de faire des acclamations & des souhaits heureux, étoit en usage chez les Turcs ; ils ont encore une façon de penser singuliére sur les places de préséance, la gauche est celle qu'ils donnent comme la premiere, parce qu'ils s'imaginent que le cimeterre qu'ils portent de ce côté-là, le rend plus noble que le côté droit, & le Turc qui donne ainſi ſa gauche eſt très attentif à mettre ſon cimeterre preſque ſous la main de celui à côté de qui il eſt, comme s'il vouloit l'en rendre maître en lui laiſſant le ſien libre.

Ayant donc fait tout ce qui étoit en mon pouvoir auprès du Bacha de Bude, je renvoyai Palinohi au Roy, & je m'embarquai avec toute ma ſuite ſur le Danube pour aller à Belgrade. Cette voie m'a paru la plus ſûre & la plus commode, je n'aurois pû faire ce voyage par terre dans douze jours, les chemins étoient très mauvais, & j'aurois encore couru riſque d'être pillé par ces eſpeces de brigands que les Hongrois appellent *Heydons*, par-là j'étois ſûr de les éviter, parce qu'ils ne piratent point; d'ailleurs le trajet n'eſt que de cinq jours, j'eſperois même qu'il ſeroit de moins de tems, ayant ſur notre Vaiſſeau 24. rameurs, & étant outre cela remorqué d'une Galere qui alloit à force de voiles, la nuit comme le jour on

manœuvroit, les Matelots avoient à
peine le tems de boire, de manger,
& de se repofer un peu de ce travail
continuel. Ce fut dans ce voyage où
je remarquai le plus combien les
Turcs font téméraires : figurez-vous
que pendant tout ce voyage le tems
fut couvert, la lune n'éclairoit point,
& il faifoit de tems à autre des ou-
ragans affreux; malgré cela la manœu-
vre fe faifoit toujours, auffi le Vaif-
feau étoit fouvent jetté fur les bords
avec tant de force que rencontrant
des groffes pierres ou de gros troncs
d'arbres, il fembloit que la prouë fe
brifoit en mille piéces ; il s'en déta-
choit cependant quelques planches,
ce bruit m'éveillant, je fortois de
mon lit pour aller prier les matelots
de baiffer les voiles ou de jetter l'an-
cre, leur repréfentant le danger dans
lequel nous étions ; mais rien ne les
intimidoit, & ils ne me répondoient
autre chofe qu'*Alauré, Alauré,* c'eft-
à-dire ne craignez rien, Dieu eft
avec nous, avec cela je retournois me
coucher, & j'effayois de me rendor-
mir, toujours dans la crainte d'un
naufrage qui me paroiffoit inévitable.

Nous vîmes fur notre route la Ville

de Tolna (*a*) l'une des plus belles de la Hongrie, c'eſt une merveille en tout, nous en faiſons grand cas, ſes habitans ſont d'une politeſſe & d'une douceur extrême, & le vin blanc que l'on cueille ſur les côtaux eſt admirable. Nous vîmes encore de ce même côté une Citadelle bâtie ſur le ſommet d'une montagne, pluſieurs Fortereſſes, & quantité de Châteaux. De l'autre eſt la riviere de Drare (*b*) & la Teiſſe qui vont ſe décharger dans le Danube.

Enfin malgré tous mes ſiniſtres augures, nous arrivâmes heureuſement à Belgrade, (c'eſt ſous ſes murs que la Sare ſe joint au Danube) à quelques milles avant d'entrer dans le Port, on voit les ruines d'une ancienne Ville bâtie ſur un promontoire, il paroît qu'elle étoit fortifiée d'un double mur, & de pluſieurs Tours, ſa ſituation eſt entre la Sare & le Danube qui forment un angle du côté qu'elle commandoit ſur le

(*a*) Cette Ville eſt connue auſſi ſous le nom de Solna.

(*b*) Cette riviere traverſe la haute Hongrie. Ptolomée l'appelle Tybiſcus, & Hérodote Tibeſis.

continent, on voit encore des restes d'une Citadelle flanquée de plusieurs Tours très élevées qui étoient bâties en pierres de taille ; au-dessous de la montagne, en arrivant à Belgrade, il y a un Fauxbourg très considérable qui est habité des Turcs, des Grecs, des Juifs, des Hongrois, & de plusieurs autres Nations, ce Faubourg est comme ceux de presque toutes les Villes de la Turquie, c'est-à-dire plus grand que les Villes mêmes , & qui n'en étant point séparés , font que de loin elles paroissent plus considérables qu'elles ne font effectivement.

La premiere chose que je vis en arrivant fut des Médailles fort anciennes ; je crois qu'il est inutile que je vous dise le plaisir qu'elles me firent, ainsi qu'à mon Médecin, vous sçavez combien nous en sommes curieux. On nous montra encore beaucoup de ces piéces d'argent que les Romains firent frapper pendant les quartiers d'hyver qu'ils passerent dans la Mésie (*a*) sur l'un des côtés est un

___

(*a*) La Mésie est une grande région qui étoit anciennement de l'Illirie , & qui jointe avec la Bulgarie ne faisoient toutes deux

Soldat

Soldat entre un cheval & un taureau,
avec cette inscription, *Taurunum.*

Bellegrade est une belle Ville, &
bien fortifiée, depuis l'établissement
de l'Empire Otthoman, elle a toujours excité la cupidité des Turcs;
Amurat en a fait le premier le siége,
mais inutilement, (a) Mahomet II. le
fit aussi sans avoir un succès plus heureux; les Hongrois se sentant trop
foibles pour lors pour la défendre,
appellerent à leur secours les Chrétiens qui s'étoient croisés, ces alliez
repousserent avec tant de courage

qu'une seule Province. Les Mésiens furent
subjugués par les Romains qui changerent le
nom de leur Pays, & l'appellerent *le Grenier
de Cérès*, sans doute à cause de sa fertilité;
Sémandrie avant sa ruine en étoit la Capitale, c'est aujourd'hui Belgrade, que quelques
Auteurs appellent *Alba Graca*, & d'autres *Taurunum.*

(a) Mahomet II. surnommé par les Turcs
Bojuc, c'est-à-dire le Grand, naquit à Andrinople l'an 1430. il succéda a son pere Amurat II. en 1451. il fut la terreur de l'Europe,
il ne cessa de faire la guerre aux Grecs, il les
suivit jusques dans Constantinople leur Ville
Capitale, dont il les chassa après leur avoir
fait souffrir une famine de 15. jours, depuis
ce tems les Empereurs Ottomans ont fait
Constantinople la Capitale de leur Empire.

Tom. I. D

les Turcs, qu'ils furent obligez de
lever le siége ; mais Soliman II. en
1520. au commencement de fon regne eft venu l'attaquer avec une armée fi nombreufe, & dans un tems
fi critique qu'elle a été forcée de fe
rendre ; le Roy (*a*) Louis étoit pour
lors très jeune, téméraire, & fans
expérience, le dedans du Royaume
plein de trouble, & tous les Grands
révoltez. (*b*)

C'eft la prife de Belgrade qui a
donné naiffance à cette multitude de
maux qui nous font arrivez depuis
fi peu de tems, & fous le poids defquels nous gémiffons encore. C'eft-
là cette funefte porte par laquelle ces

(*a*) Louis II. dit le jeune, Roy de Hongrie & de Boheme, fils de Ladiflas VI. &
d'Anne de Foix fuccéda à fon pere l'an 1516.
pour lors âgé de 12. ans. Soliman II. gagna
fur lui la célébre Bataille de Mohaft l'an 1526.
dans laquelle ce jeune Prince perdit la vie, il
avoit époufé l'an 1521. Marie d'Autriche, &
avoit marié fa fœur Anne à Ferdinand I. Roy
des Romains, & depuis Empereur.

(*b*) Belgrade eft reftée fous la puiffance du
Turc jufqu'en 1687. l'année fuivante les
Chrétiens en furent chaffez, & les Turcs la
reprirent, enfin l'an 1717. l'Empereur l'affiégea & la prit.

barbares font entrez pour ravager la
Hongrie, c'eſt ce qui a occaſionné
la mort du Roy Louis, enſuite la perte
de Bude, l'aliénation de la Tranſilvanie, ſi enfin les Turcs n'euſſent
pas pris Belgrade , jamais ils ne ſeroient entrez en Hongrie , & ce
Royaume qu'ils ont déſolé ſeroit
comme auparavant l'un des plus flo-
riſſans de l'Europe. Eſt-ce donc ſans
raiſon ſi les Nations voiſines appré-
hendent pour eux de ſemblables malheurs ? les Princes Chrétiens ne peuvent avoir d'exemple plus ſenſible ,
celui-ci doit les faire tenir toujours
en garde contre un ennemi ſi puiſſant,
ils doivent ſçavoir que s'ils veulent
garantir leurs Etats de ſes irruptions,
il faut qu'ils ayent la derniere attention à examiner ſes démarches , &
ſur-tout à bien fortifier leurs Villes
frontiéres. Les Turcs doivent être
comparés à ces grands fleuves qui
renverſent les digues & les levées,
lorſqu'ils débordent, ils ſe répandent
dans la plaine , avant le tems ils moiſ-
ſonnent par-tout, ils font ravage , les
Turcs en font autant, encore cette
comparaiſon leur eſt-elle bien inférieure, les fleuves rentrent dans leurs

lits, mais dès que les Turcs ont franchis une barriere, ils s'avancent toujours, laiffant par-tout après eux des marques de leur fureur. Mais revenons à Belgrade, mes réfléxions me conduiroient trop loin, je ne m'arrêtai dans cette Ville que le tems néceffaire pour faire ajufter mes Equipages, afin de continuer ma route par terre, & je pris en droiture le chemin de Conftantinople, je paffai par Niffa, laiffant à ma gauche Sémandrie qui eft bâtie fur le bord du Danube, cette Ville étoit autrefois la Capitale de la (a) Servie, & la demeure des Defpotes. Les Turcs qui m'accompagnoient, me montrerent les montagnes de Tranfilvanie fort éloignées de nous, qui étoient toutes couvertes de neiges ; ils me firent encore appercevoir les ruines du Pont que l'Empereur Trajan avoit fait bâtir vis-à-vis de ces montagnes fur le Danube.

(a) La Servie eft un Pays fort étendu, elle a au couchant la Croatie, au midi la Mer Adriatique, l'Albanie & la Macedoine, le Danube au Septentrion, & la Moravie au Levant ; les Princes qui gouvernoient ce Pays s'appelloient *Defpotes*.

Je paſſai (*a*) la Morava avant d'arriver à (*b*) Jogodna ; comme je reſtai quelques heures dans cet endroit, j'eus le tems d'y voir les obſeques que l'on y faiſoit d'un particulier ; leurs cérémonies ſont ſingulieres, & totalement différentes des nôtres. (*c*) Les Prêtres, comme chez nous, préſidoient à la pompe funébre, le mort

(*a*) La Morava, que quelques Auteurs appellent le Moſchius, eſt la principale riviere de la Servie, elle tire ſa ſource des montagnes, & ſe diviſe en deux branches, dont l'une s'appelle Morava, dit Bulgaria, & l'autre Morava dit Servia, s'étant réunie enſuite, elle va ſe décharger à Zurdevin dans le Danube, elle facilite le commerce des Marchands de cette Ville avec ceux de toute la Servie & de la Bulgarie.

Ce fut ſur les bords de cette riviere que Jean Corvin Huniade, Vayvode de Tranſilvanie, & Général des Armées de Ladiſlas Roy de Hongrie, fit un ſi grand carnage des Turcs ſous Amurat en 1443. ce grand Capitaine ſeulement avec dix mille hommes de Cavalerie, alla attaquer à la faveur de la lune les ennemis, il en tailla trente mille en piéces, & en fit quatre mille priſonniers. *Brovv. Voyag. de Vien. Thuroſius in chron. Hung.*

(*b*) Jogodna eſt ſituée près de la Morava, c'étoit autrefois une Ville de la Turquie en Europe ; ce n'eſt plus aujourd'hui qu'un Hameau.

(*c*) Ils ſont Grecs.

étoit dans l'Eglife, affis fur des tré-
teaux avec le vifage découvert ; d'un
côté on lui avoit fervi une table fur
laquelle il y avoit plufieurs mets, avec
une grande cruche pleine de vin ; de
l'autre côté étoient fa femme & fa
fille ; celle-ci parée de fes plus beaux
ajuftemens ayant un bonnet fait de
plume de paon, la mere étoit nue tête,
elle venoit d'offrir le fien à fon mari,
comme le dernier & le plus beau préfent qu'elle pût lui faire ; ce bonnet
étoit de couleur de pourpre , ainfi
que les filles diftinguées du pays ont
accoûtumé de les porter ; au tour
du cadavre fe tenoient plufieurs gens
qui fembloient être payez pour pleurer, les uns faifoient de grands cris
& fe lamentoient, d'autres d'un ton
lugubre chantoient les louanges du
défunt, pendant que ceux-ci fe repo-
foient & effuyoient leurs larmes, la
mere & la fille continuoient la fcêne
tragique par de grands foupirs, en-
trecoupés de queftions qu'elles faifoient au héros de la piéce : *que vous
avons-nous fait*, lui difoient-elles,
*pour que vous vous fepariez de nous ?
quel fujet de plaintes avez-vous contre
nous ? votre fille & moi vous avons-nous*

manqué dans ce que nous vous devons l'une & l'autre ? ne mettions-nous pas tous nos soins à vous donner de la consolation ? ah! est-il de cruauté, de barbarie pareille à la vôtre ? nous voilà seules sans appui, depourvûes de tout secours, & vous n'avez point été sensible à la rigueur d'un tel sort. . . . elles lui faisoient mille autres reproches de cette espece, comme si ce pauvre homme se fut laissé mourir pour se venger d'elles.

Enfin quand les larmes furent épuisées, & que ces femmes n'eurent plus rien à dire, on porta le corps dans le Cimetiére pour l'y enterrer; je vis à côté du tombeau qui lui étoit préparé plusieurs figures de biches avec leur faons peintes sur de la toile qui étoient attachées au bout de grandes perches, ceci me parut plus comique que ce que j'avois encore vû, j'en demandai la raison, on me dit que ces animaux étant le symbole de la vîtesse & de la promptitude, les peres & les maris avoient ordonné que leurs femmes & leurs enfans les porteroient devant eux à leurs obséques, pour montrer même après leur mort celles qu'ils avoient à leur obéir. . . .

Je vis encore des poignées de che‑
veux attachées à quelques autres tom‑
beaux , on me dit que c'étoit des
époufes ou des filles qui les y avoient
mis pour marque certaine de leur
trifteffe & de leur douleur.

Ces coûtumes me parurent fi ex‑
traordinaires que j'imaginai qu'elles
n'étoient pas les feules , je priai qu'on
me dit ce que l'on pratiquoit dans les
mariages , on me répondit que quand
quelqu'un de diftingué dans le pays
fe marioit, quelques Couriers auffi‑
tôt après la célébration du mariage
enlevoient la nouvelle époufe , qui
ne manquoit jamais de faire réfiften‑
ce , & la portoient coucher avec fon
époux : on m'ajouta que cette réfif‑
tance étoit toujours feinte , & qu'elle
n'étoit comme ailleurs que pour effa‑
cer le préjugé de l'indécence qu'il
y auroit fi une jeune fille alloit d'elle‑
même pour une premiere fois fe li‑
vrer à un homme.

Voilà tout ce que j'appris des coû‑
tumes de ce pays ; l'après dîné nous
partimes de Jogodna pour aller cou‑
cher à Niffa ; à une petite diftance de
de cette Ville paffe une riviere que
les Habitans appellent Nyffus. Nous

la cottoyames jufqu'à Nyffe; je vis
au-deffus du rivage dans un endroit
où il paroît encore quelques traces
du vieux chemin qui conduifoit à
Rome, une petite colomne de marbre, mais tellement mutilée qu'il ne
me fut pas poffible d'y lire une infcrip-
tion qui y étoit en caractères latins.

Nous arrivâmes de bonne heure à
Nyffe, cette Ville eft fort agréable,
elle eft petite, mais la plus peuplée
du pays, & celle dans laquelle il y a
plus de commerce.

Je me perfuade vous entendre dire
qu'il manque quelque chofe à la relation exacte que je vous ai promis,
mais attendez, voici l'occafion de
vous fatisfaire, il ne me refte que de
vous parler des Auberges que je ren-
contrai fur ma route, je vais vous en
faire une ample defcription. Elles
font en grand nombre dans toute la
Turquie, tout le monde y eft reçû
comme les pauvres le font dans nos
Hôpitaux, elles s'appellent (*a*) *Cans*,

_____

(*a*) Les Cans, ou Caravanferas, font à peu
près bâtis comme les Colléges de Paris, ils
font tous fondés, & ceux qui les tiennent
font obligés de loger les Etrangers, qui y
demeurent autant de tems qu'il leur plaît, en

leurs bâtimens font très vaftes , plus longs que larges, & elles ont toutes de grandes Cours, dans lefquels on met les chevaux, les chameaux, les carroffes , enfin tous les équipages ; dans cette même Cour eft une grande efpace qui eft enfermée d'un mur haut de quatre pieds , c'eft là les Chambres des Étrangers , la Salle à manger , la Cuifine, la Garde-Robe, c'eft tout ; l'épaiffeur de ce mur fait toute la féparation de ce bel apparte- ment d'avec l'Ecurie , & comme c'eft aux pieds du mur que l'on atta- che les Chevaux & les Chameaux, ils femblent quand ils levent la tête , tenir la place des domeftiques & des laquais qui devoient être derriere leur maître lorfqu'ils font à table ou auprès du feu ; j'ai même vû que les Chameaux allongeans leur col au- delà du mur retiroient des mains le pain ou les pommes que l'on portoit à la bouche pendant qu'on étoit à table, on ignore dans ces Hôtelleries l'ufage des lits ; lorfque les Turcs veulent dormir , ils mettent fur le

donnant deux afpres par jour pour leur nour- riture & pour le logement.

pavé un tapis qu'ils portent avec eux
pour cet effet, fur lequel ils étendent
leurs manteaux, pour chevet ils ont
la felle de leurs chevaux , & cette
grande cafaque fourée qui leur fert
le jour de robe de chambre, leur fert
la nuit de couverture ; c'eft ainfi qu'ils
dorment fans craindre que la moleffe
de leur couché trouble leur fommeil
par des fonges trop voluptueux ; je
vous avoue que j'avois peine à m'ac-
coutumer à cette efpece de logement,
eft-il quelque chofe de plus fingulier & de plus incommode ? ces Turcs
ne ceffoient d'avoir les yeux attachés
fur nous, ils s'appercevoient à chaque inftant des éclats de rire que
nous faifions , & nos façons de vivre
leur paroiffoient fi admirables qu'ils
étoient toujours comme en extafe ,
ce qui faifoit que je cherchois avec
foin à me loger chez quelques pauvres Chrétiens, quoique j'y fuffe plus
étroitement ; leurs Maifons ou Cabanes font fi petites que fouvent je n'y
pouvois faire placer mon lit , dans
ce cas on me dreffoit ma tente, & je
paffois la nuit deffous , fouvent je
couchois tout habillé dans mon Carroffe , quelquefois j'allois loger à
E ij

l'Hôpital, là j'étois plus à mon aife, les Hôpitaux en Turquie font très-bien bâtis, fort commodes, ils ont des Chambres particulieres, & tout le monde y eft reçû également, foit Juif, foit Chrétien, foit pauvre ou riche, les Turcs n'ont pas comme nous fur cet article des préjugés de vanité & de répugnance; lorfqu'un Bacha ou un Sangiac fait un long voyage, ils ne fe fait nulle peine d'aller loger à l'Hôpital.

Enfin comparant ces Hôpitaux avec cette efpece d'Auberge dont je vous ai parlé, ceux-là femblent être la demeure d'un Roy; je crus la premiere fois que j'entrai dans un, que l'on me prenoit pour le grand Vifir, par les honneurs que l'on me rendit; la coûtume eft qu'auffi-tôt qu'il y arrive un Etranger, on lui préfente à manger; à peine fus-je entré dans ma chambre, que je vis paroître un Efclave tenant d'une main un grand plat, & de l'autre une ferviette; c'étoit un mets fingulier, le fond du plat étoit rempli de crême faite avec de l'orge & de la viande hachée; fur les bords étoient des petits pains avec quelques rayons de miel, je vous

avoue qu'en voyant la premiere fois
ce ragout le cœur me fit mal, je priai
l'Esclave de vouloir bien le remporter, l'assurant qu'il me feroit plaisir
de le donner à quelque pauvre de
l'Hôpital, & que mes gens me prépareroient mon souper, sans qu'il en
prit la peine ; l'Esclave me pressa d'accepter, moi je continuai à me défendre, & voyant que j'étois constant à
le refuser, il s'imagina que ce n'étoit
que parce que je trouvois qu'il y en
avoit trop peu, il me dit d'un ton
aigre que cependant on me traitoit
en Bacha, que l'usage étoit de ne les
pas servir en plus grande quantité,
que pour l'ordinaire ils ne mangeoient pas tout, & qu'on distribuoit
les restes aux pauvres ; il m'ajouta
que si je ne voulois pas en cela suivre l'usage, j'étois le maître de donner le tout à mes domestiques ; enfin
pour ne pas paroître trop difficile,
je fus contraint d'accepter le plat,
j'en goutai un peu en présence de
l'Esclave, & je lui rendis de très-
humbles graces ; je conviens que ce
ragout n'étoit pas si mauvais que je
l'avois d'abord imaginé, & quoique

(*a*) Galien dife que c'eft plus un remede qu'un mets ordinaire, je n'y
trouvai rien qui répugne au bon
goût.

Ces Hôpitaux, comme je viens de
vous dire, font ouverts à tous les
Voyageurs, & il leur eft libre d'y
demeurer pendant trois jours fans
rien payer, pendant ce tems on leur
fert à dîner & à fouper cet efpece de
ragoût, & toujours en même quantité, j'aurois défiré trouver par-tout
où j'étois obligé de coucher de ces
Hôpitaux, mais il n'y en a pas dans
toutes les Villes, ainfi dans celles où
je n'en trouvois point, je faifois
chercher l'écurie la plus grande, &
je m'y logeois; les Écuries dans ce
pays font tellement conftruites, qu'elles fervent en même tems au bétail
& aux hommes, les uns & les autres
vivent enfemble fous le même toît;
pour mon appartement, qui étoit en
même tems la cuifine, ma chambre,
mon anti-chambre, & le chauffoir
commun, je prenois l'endroit que les
Bergers occupent, & je faifois avec

_____

(*a*) Galien étoit natif de Pergame, il fleu-
riffoit fous le regne de l'Empereur Trajan.

ma tente un mur de féparation d'avec l'appartement des Moutons & des Chameaux ; dans celui-ci il y avoit de bonne paille & en quantité, c'é- toit-là où logeoient mes gens, pour moi je vous avoue que quoique je vous paroiffe avoir été très-mal, je me trouvois plus heureux que le So- phi de Perfe, lorfque j'étois à table ou dans mon lit, plufieurs de mes do- meftiques paffoient la nuit où j'étois couché, & dormoient auprès du feu, quelquefois pour faire la digeftion ils alloient après foupé fe promener dans le jardin, & comme il faifoit grand froid, penfez combien ils ap- portoient d'attention pour que le feu ne s'éteignit point, le foin des Vef- tales qui gardoient à Rome le feu facré, n'étoit pas plus grand que le leur.

Vous êtes inquiet fans doute de fçavoir de quel moyen je me fervois pour dédommager un peu mes do- meftiques de tant d'incommodités, ne penfez pas que ce fut autre chofe qu'avec du vin, c'étoit là le vrai remé- de ; avec lui les nuits les plus dures ne leur donnoient ni ennuis ni inquié- tudes, & heureufement j'en avois fait avant de partir une bonne provision ; je sçavois que l'on en trouve peu dans la Turquie , & que dans les Villes où il n'y a point de Chrétiens, on n'y en trouve point du tout ; vous obferverez qu'il y a beaucoup de Villes dans lefquelles il n'habite pas un feul Chrétien ; les Turcs les perfécutent avec tant de cruauté qu'ils font obligez de s'en retirer , fouvent même d'abandonner les campagnes fi elles font fertiles , pour lors ils fuient dans des lieux écartez, prefque inacceffibles, & tout-à-fait ftériles , mais là ils font en fûreté ; ainfi en Turquie comme ailleurs, les plus foibles cedent toujours aux plus forts.

Les Turcs cependant voyant combien le vin nous étoit utile , nous avertiffoient des endroits où nous n'en trouverions point , ce qui me faifoit prendre la précaution d'envoyer mon Intendant accompagné d'un Turc pour en chercher chez les Chrétiens dans les Villages les plus proches : quel foin ! direz-vous ? mais il étoit néceffaire que je le pris, puifque le vin étoit la feule chofe qui pût foutenir mes miférables domeftiques dans les fatigues d'un voyage fi long & si incommode, ils trouvoient dans le vin la bonne chere & le repos qui l'un & l'autre leur manquoient, enfin le vin leur tenoit lieu de lit, après qu'ils en avoient bien bû, ils dormoient assis, comme s'ils eussent été couchez sur les matelats les plus molets; quant à moi, j'en avois toujours dans le coffre de mon Carrosse mes cantines remplies, & du meilleur.

La disette de vin n'étoit pas la seule incommodité que nous avions dans notre voyage, celle-ci étoit plus grande encore, on ne nous laissoit dormir que très-peu de tems, nous nous levions de grand matin, & on avoit soin de nous éveiller avant qu'il fut jour, afin, disoient nos conducteurs, que nous arrivassions de bonne heure dans l'endroit où nous devions coucher, de-là ces Turcs trompez souvent par la clarté que donnoit la lune, se mettoient à faire un bruit épouvantable, & nous faisoient lever au milieu de la nuit, ils ne mesurent point le tems par heures ni minutes, non plus que la distance d'un lieu à un autre par milles, ou

par lieue ; ils ont un (*a*) Talifman
qui leur fert d'Horloge & de Bouffo-
le , rien n'eft plus commun en Turquie que ces fortes de Cadrans mif-
tiques , tous ceux qui font l'Office de
Sacriftains dans les Mofquées , (on
les appelle Muazzins) en ont un ,
c'eft avec quoi ils connoiffent le lever
de l'aurore ; pour lors ces Muazzins
montent fur une Tour très-élevée , &
qui eft feulement deftinée à cet ufage , & annoncent à haute voix aux
Fideles Croyans que l'heure de prier
eft arrivée ; ils en font autant vers les
neuf heures du matin , autant à trois
heures après midi , & lorfque le Soleil eft prêt à fe coucher pareille cérémonie ; mais ils élevent la voix fi
haut cette derniere fois , qu'ils fe font

(*a*) Talifman ou Muthalfans , on appelle
ainfi certaines figures gravées fur des pierres
ou fur des métaux ; il y a des Talifmans de
trois efpeces , d'*Aftronomiques, de Magiques, &*
de Mixtes ; les Aftronomiques font ceux fur
lefquels font gravez des fignes céleftes & des
conftellations avec d'autres figures , & quelques caracteres inintelligibles ; c'eft de ceux-
là dont parle Busbek ; plufieurs croyent qu'A-
pollonius de Tyanne eft l'Auteur de la fcien-
ce des Talifmans. Voyez le Livre Anonime
intitulé : *Les Talifmans juftifiez.*

entendre de très loin. Ainfi les Turcs
divifent leurs jours en quatre parties,
dont les différentes faifons réglent
les grandeurs, de façon que la lon-
gueur des nuits eft toujours indéter-
minée. Ceux donc qui étoient avec
nous, prenans la Lune pour le Soleil,
quoique nous en fuffions encore très
éloignées, nous avertiffoient de plier
bagage, fur l'heure nous nous levions
afin de ne les point faire attendre,
de peur que s'il arrivoit quelque
malheur dans le chemin, ils ne l'im-
putaffent à notre peu de vigilance;
on chargeoit promptement les Charrettes, moi-même je pliois mon lit
& ma tente pendant que d'autres
atteloient les chevaux, dans un inftant tout étoit prêt à partir, mais au
moment dans lequel nous attendions
le fignal de la marche, nos Turcs
s'appercevans de leur erreur retour-
noient fe coucher & fe rendormoient,
quelquefois ennuyé de les attendre,
je leur envoyois dire que nous étions
prêts; quelle étoit ma furprife? elle
égaloit mon chagrin, mes députés
m'apportoient pour toute réponfe
que nous avions eu une fauffe allarme, & que nos conducteurs s'étoient

repliés dans leurs tapis , & qu'ils se rendormoient , mais que poliment ils les avoient priez de me dire que la Lune les avoit trompez, que nous étions encore bien éloignez du tems dans lequel il faudroit partir, & qu'ils me confeilloient de faire comme eux.

Vous concevez fans doute combien des méprifes de cette efpece font difgracieufes ; quel parti prendre alors, ou il falloit décharger nos Charrettes, déplier nos lits , tendre de nouveau ma tente , ou me réfoudre à paffer une grande partie de la nuit expofé au grand air, & fouffrir beaucoup de froid : je vous avoüe qu'à la fin ce jeu me déplût, je réfolus bien férieufement d'y remédier, pour cela je commençai par défendre à nos Turcs de nous éveiller à l'avenir, les affurant que moi-même je prendrois ce foin, pourvû que le jour précédent ils m'avertiffent de l'heure à laquelle ils voudroient partir le lendemain , qu'ils pouvoient dormir en repos fur ma parole, que je me chargeois de tous les évenemens, & que j'avois une montre plus fûre que leurs Talifmans , qu'elle ne me tromperoit pas ; ils confentirent à tout ce que je voulus , par crainte ou par complaifance , mais je ne pus calmer leur inquiétude ; ils venoient de grand matin éveiller mon Valet-de-Chambre , le priant de venir me demander quelle heure il étoit, pour les fatisfaire il y venoit , & je lui difois à peu près combien nous étions proches ou éloignez du lever du foleil, dans l'inftant il alloit leur rendre réponfe , & nos Turcs après avoir vû deux ou trois fois que notre calcul étoit jufte, s'en rapporterent à nous pour le refte de la route , ne ceffant d'admirer la fidélité de ma montre ; ce fut-là le feul moyen que je pus trouver pour procurer à mes gens & à moi un peu de repos.

De Nyffe nous allâmes à (*a*) Sophie, nous eûmes pendant ce voyage

(*a*) Sophie eft fituée vers le Mont Emus , c'eft une Ville bien peuplée , & dans laquelle il y a toujours beaucoup d'Etrangers ; elle étoit autrefois la Capitale de la Bulgarie ; les Defpotes de Servie y firent enfuite leur demeure , & depuis que ceux-ci ont été défaits par les Turcs , elle a toujours été la demeure du Bacha de la Turquie en Europe. L'Empereur Juftinien l'a fondée , & lui a donné le nom de *Triadizza* , qu'elle a gardé pendant longtems.

un tems affez beau pour la faifon, nous traversâmes les Vallées de Bulgarie que les Habitans du pays appellent *les Fuyardes*, ce nom ne leur eft donné fans doute que parce qu'étant très-fertiles & fort agréables, elles reffemblent à ces plaifirs vifs qui ne durent qu'un inftant.

Pendant plufieurs jours que nous mîmes à les paffer, nous ne mangeâmes que du pain cuit fous la cendre; ce font des femmes qui le vendent, (*a*) dès qu'elles apprennent l'arrivée d'un Etranger avec lequel elles prévoyent faire quelque gain, elles fe mettent auffi-tôt à mêler de la farine avec de l'eau, fans y mettre de levain, & font des petits pains; à peine les ont-elles retirez de deffous la cendre qu'elles les apportent, & les vendent un prix médiocre; tout eft dans ce pays à très-grand marché, un mouton ne coûte que trente-cinq (*b*) afpres, les poulets & les poules un afpre la piéce.

(*a*) Il n'y a point dans ce pays de Boulangers, ni de Patiffiers.

(*b*) L'afpre eft une petite piéce d'argent, qui vaut monnoye de France 6 ou 8 deniers.

Je prévois que ceci vous interesse moins à sçavoir que ce que je vais vous dire, l'un vous est inutile, parce que je ne vous crois pas dans le goût de venir profiter du bas prix des denrées de ce pays, l'autre au contraire quoiqu'éloigné, vous récréera par sa singularité, c'est l'habillement de ces Marchandes de pain dont je vais vous faire le portrait ; elles ne font couvertes depuis le col jusqu'aux talons que d'une chemise, dont la toile est aussi grosse qu'est celle avec laquelle nos sacs sont faits ; ces chemises font décorées de plusieurs figures de différentes couleurs, travaillées à l'éguille, mais d'une façon tout-à-fait rifible ; cet ajustement paroit cependant à ces femmes si magnifique qu'elles ne cessent de s'admirer quand elles en font revêtuës ; celles - ci étoient étonnées, disoient - elles, voyant la finesse de la toile dont les nôtres font faites, de ce que nous les portions simples, toutes unies, & fans des agrémens pareilles, elles nous prenoient pour des gens très modestes, ou d'un mauvais goût, mais rien ne me parut plus extraordinaire que ce qu'elles portent fur la tête , on ne fçauroit l'appeller un bonnet , c'eſt fait en forme d'une Tour , bien différent de la coëffure de nos Payſanes , enfin je ne puis y donner de nom, n'ayant rien vû dans le monde de ſi groteſque ; cette machine eſt faite de toile, dans laquelle eſt entrelaſſée de la grande paille ; pour que je puiſſe vous en faire une éxacte deſcription , vû l'ampleur de ſa matiere, il eſt néceſſaire que j'en traite en détail ; d'abord elle a une partie qui deſcend ſur les épaules, & qui en formant une eſpece de monticule les couvre entiérement, le reſte pend en bas , & ſe termine en pointe ; l'autre partie s'éleve ſur la tête, & forme une toupie juſqu'aux trois quarts de ſa hauteur, le quart reſtant continue à monter vers le Ciel, & devient extrêmément large, ayant la figure d'un grand plat très profond, ceci eſt pour garantir de la pluie & du ſoleil, quoique fait d'une façon toute oppoſée aux paraſols qui nous ſervent à cet uſage ; ce grand eſpace qui ſe trouve depuis le front juſqu'où commence cet eſpece de réſervoir, eſt enrichi de petites piéces d'argent, de pluſieurs petites images,

ges ,

ges, de quelques morceaux de verre
de différentes couleurs ; ces femmes
mettent dans ce bifarre ornement tout
leur foin & leur fafte, elles le garnif-
fent de tout ce qu'elles trouvent qui
reluit, quoique d'un prix bien vile,
n'importe, elles le croyent très magnifique ; comme ces cafques fauva-
ges exhauffent ces femmes, & qu'ils
font d'un trop grand volume pour
être bien ftables fur leurs têtes, vous
feriez étonné de la gravité avec laquelle elles marchent, leur fierté
égale la crainte qu'elles ont de laiffer
tomber la machine, & de voir brifer
les bijoux qui y font appliquez, vous
diriez lorfqu'elles entrent dans une
chambre que c'eft (*a*) Clytemneftre,

(*a*) Clytemneftre étoit fille de Leda, elle
époufa Agamemnon, Roy de Mycene, &
chef des Princes Grecs, qui firent le fiége
de Troye, elle eût de fon mari (à qui on dit
qu'elle ne fût pas toujours fidelle) trois filles,
Iphigénie, Electre, Chrifis, & un fils nommé Orefte, elle fit affaffiner Agamemnon,
mais Orefte vengea la mort de fon pere, en
tuant de fa main l'Affaffin & fa mere.

C'eft parce que Clymneftre étoit belle, d'un
port majeftueux, & pleine de fierté, que Busbec
en fait la comparaifon avec ces Bulgariennes.

ou (*a*) Hécube qui paroiſſent ſur la
ſcêne.

Je fis à l'occaſion de ces femmes
des réfléxions bien férieuſes ſur l'inutilité & la vanité de ces grands titres de
Nobleſſe dont tant de gens font un ſi
grand cas. J'en vis quelqu'unes d'une
figure aſſez gentille , à qui je demandai quelle étoit leur origine. Les unes
me dirent qu'elles deſcendoient de
(*b*) Satrapes & d'autres de famille
Royale ; toutes cependant ſe trouvoient confondues dans la plus vile
populace , mariées à des Bouviers.
Ce n'eſt pas dans ce ſeul endroit de
la Turquie que j'ai vû d'autres deſcendans de quelques Empereurs vivre d'une façon plus abjeꞔte & plus

____

(*a*) Hécube fille de Dymas, Roy de Thrace,
épouſa Priam Roy de Troye , après la priſe
de cette Ville elle échût par le fort à Uliſſe
dont elle fût eſclave ; cette bonne Reine avoit
tellement le défaut qu'on reproche aux per-
ſonnes de ſon ſexe, que les Poëtes ont feint
qu'elle avoit été métamorphoſée en chienne,
c'eſt avant qu'elle fût dans les fers , lorſqu'elle
faiſoit au contraire l'ornement le plus brillant
de ſa Cour , à laquelle Busbec dit que les
Bulgariennes reſſembloient.

(*b*) Satrapes eſt le nom que les Perſes donnoient aux Gouverneurs de Provinces. Les
Gouvernemen s'appelloient *Satrapies.*

misérable que ne vécut autrefois (*a*) Denis à Corinthe. La Nobleſſe n'eſt point diſtinguée du peuple, tous naiſſent Eſclaves, excepté la ſeule Maiſon Impériale.

(*a*) Denis II. dit le jeune, Tyran de Siracuſe, après la mort de ſon pere, s'empara du Thrône qui étoit électif l'an de Rome 386. Les premiers jours de ſon regne furent doux & pacifiques, mais auſſi-tôt qu'il ſe crût bien affermi, il exerça des cruautés inouïes, ſes freres furent les premiers immolez à ſa fureur ſanguinaire ; les Siracuſiens l'ayant chaſſé, il ſe retira à Locres, Ville d'Italie, où il fût reçû avec bonté, ce fut un ſerpent que les Locriens réchaufferent dans leur ſein, à peine lui eurent-ils donné quelques marques de confiance, qu'il en abuſa pour les tyranniſer ; il en fit égorger pluſieurs, lui-même en maſſacra, & abuſa de leurs femmes, il en fut bien-tôt chaſſé, Siracuſe le revit encore paroître, il fit de ſi belles promeſſes au peuple qu'il ſe rétablit ſur ſon Thrône ; en peu il eût oublié ſes promeſſes, tous les jours étoient marqués par de nouveaux meurtres, de nouveaux crimes d'impudicité ; Dion & Timoléon chefs du peuple le chaſſerent une ſeconde fois, ce qui arriva l'an 411. il ſe retira à Corinthe, où il ne fréquentoit que des lieux infâmes & ne faiſoit ſociété qu'avec des gens de la lie du peuple, réduit à la derniere miſere & mépriſé de tout le monde, il fut obligé de tenir école pour ſubſiſter. On ne dit point le tems auquel il mourut. *Juſt. L. 21.*

Les (*a*) Bulgares en général tirent leur origine des Scites qui habitoient le long du Volga. On croit que cette Nation, soit qu'elle fut chassée de son Pays, soit que par inconstance elle voulut le quitter, se refugia dans ces vallées, & qu'elle s'est fait appeller du nom du fleuve qu'elle venoit de quitter; ceux qui sont entre Sophie & (*a*) Philippopolis s'emparérent d'abord du Mont Hemus, ils y trouverent les fortifications que la nature avoit pris soin de faire, & sans autre secours, ils ré-

(*a*) Les Bulgares tirent leur origine des Scytes, & leur nom d'une riviere nommée *Bulga* dans la Scitie; ce sont eux qui ont donné leur nom à cette Province d'Europe qu'ils habitent aujourd'hui; c'est la Bulgarie que la grande riviere nommée Volga arrose, & non pas la Scitie, comme Busbec semble le dire. La Bulgarie, avant l'arrivée des Bulgares, s'appelloit Volgarie, du nom de la *Volga*. C'est vers la fin du cinquiéme siécle qu'ils passerent le Danube après avoir vaincu Constantin Pogonat, & qu'ils s'établirent dans la Volgarie, ou la Mœsie; ils étoient Idolatres, & ils se firent Chrétiens sous l'Empereur Léon IV.

(*b*) Philippopolis est de la Turquie Européenne dans la Romanie, située sur une Colline; les Empereurs Ottomans ont fait raser ses murs, & démolir ses Fortifications.

(*c*) Le Mont Hemus divise la Thrace de la

fiſterent long - tems aux armes des Empereurs Grecs ; c'eſt dans un combat contre cette Nation que (*a*) Baudoin Comte de Flandres, qui depuis peu avoit été couronné Empereur de Conſtantinople, fut pris & mis à mort par ces Barbares. Les Ottomans furent dans la ſuite plus heureux que ne l'avoient été les Chrétiens, après pluſieurs combats ils les ont enfin ſubjugués & mis pour toujours dans le plus dur eſclavage. La langue dont ces Peuples ſe ſervent eſt l'Yllirique , comme les Serviens & les (*a*) Raziens.

Mœſie ; il a pris ſon nom d'Hemus fils de Barée , il s'étend juſqu'au Pont.

(*a*) Baudouin, premier Comte de Flandres, ſe croiſa avec les François l'an 1200. & après avoir pris Conſtantinople, & chaſſé le Tyran Murzufle, il fut élû Empereur le 16 May de l'an 1204. Le Roy des Bulgares lui tendit des piéges auſquels il ſe laiſſa prendre ; il le fit priſonnier , & le fit mourir enſuite ſuivant pluſieurs Auteurs le 16 Juillet l'an 1206. il ne laiſſa point d'enfans , & ſon frere Henry lui ſuccéda à l'Empire.

(*b*) La Raſcie eſt un pays vaſte qui joint à la Servie , fait la haute Myſie en Europe ; les Raziens ſont cruels , voleurs , ſauvages , & grands yvrognes , mais propres à ſoutenir le travail ; cette Province eſt fertile & abondante en bétail , c'eſt elle qui fournit Andrinople & Conſtantinople.

Sur le chemin de Philippopolis on apperçoit de loin une Montagne dont le fommet eft en tout tems couvert de neige ; (*a*) fur cette Montagne, eft un Bois fort épais, dans lequel il faut néceffairement paffer pour arriver à Philippopolis. Les Turcs appellent ce Bois, *Capidervent*, qui veut dire, *la porte étroite*, *le chemin des embuches* ; de-là , on defcend dans une belle plaine qui eft arrofée de (*b*) l'Ebre , & qui s'étend jufques aux Portes de Philippopolis, proche de-là eft le (*c*) Mont Rhodope, c'eft où Pline dit que l'Ebre prend fa fource, Ovide femble le dire auffi dans ces deux vers.

Quà patet umbrofum Rhodope glacialis ad hœmum ,

Et facer amiffas exigit Hebrus aquas.

(*a*) Les Habitans d'alentour appellent cette partie de la Montagne *Crulla*.

(*b*) L'Ebre eft un Fleuve très rapide , il arrofe Philippopolis & Andrinople ; il prend fa fource dans le Mont Hemus , & va fe jetter dans l'Archipel. Plufieurs Auteurs l'appellent *Mariza*.

(*c*) Rhodope eft une Montagne dans la Thrace, elle a pris fon nom de Rhodope Reine des Amazones.

Le Poëte semble encore dire qu'il
y a peu d'eau dans ce fleuve, & que
son cours n'est pas long, ce qui me
paroît assez vrai-semblable ; car quoiqu'il soit fort célébré & qu'on l'ait
mis au nombre des grands fleuves, il
est presque toujours guéable par-tout.
Je me souviens cependant, qu'une
fois nous le passâmes à gué vis-à-vis
de Philippopolis pour aller dans une
Isle, où la fantaisie nous prit de res-
ter la nuit : & qu'il nous arriva un petit accident ; les eaux augmenterent
beaucoup pendant cette nuit, & ce
ne fut qu'avec grande peine, en courant même des risques, que nous le
repassâmes le lendemain.

De-là nous allâmes à Philippopolis ; avant d'arriver dans cette Ville,
nous traversâmes de grands Marais
dans lesquels il vient (*a*) du ris d'une
hauteur égale à celle du froment. On
voit encore dans toute la plaine une
quantité prodigieuse de Tombeaux.
Les Turcs du Pays font à ce sujet mil
Histoires fabuleuses ; ils disent que

(*a*] Et ce qui est de merveilleux , c'est
qu'il y vient naturellement.

ç'a été un préfent du Ciel (*a*) pour
mettre les corps de ces grands Capitaines que la fureur des combats a
fait périr, & pour fervir à la poftérité
des monumens autentiques de toutes
les Batailles qui ont été données dans
cette plaine.

Nous ne fîmes point de féjour à
Philippopolis , nous allâmes fans
nous arrêter à (*a*) Andrinople, laiffant fur notre droite l'Ebre , & le
Mont Hemus fur la gauche ; nous
paffâmes auffi fur ce Pont fameux que
Muftapha a fait conftruire ; cette Ville
eft fort grande, il y a dedans beaucoup de vieux édifices ; elle eft bâtie
fur une colline avec fes fauxbourgs
au-deffous : ce qui forme un amphi-
téatre fort agréable. Nous n'y reftâ-
mes qu'un jour, & le lendemain nous

[*a*] Plufieurs Poitevins en difent autant des
Tombeaux que l'on trouve en quantité dans
la plaine de Civaux en Poitou.

[*b*] Andrinople eft la Capitale de la Thrace , elle a porté autrefois le nom d'Orefta,
& enfuite celui d'Ulladama ; elle fut prefque
détruite par un tremblement de terre fous
l'Empereur Adrien qui la fit rebâtir, & qui
lui donna le nom d'Andrinople , du fien
Adrian. . . . En 1362. elle fut affiégée & prife

en partîmes, nous promettant d'arriver
enfin dans le même jour à Constantinople, quoiqu'il en soit encore fort
éloigné ; mais regardant cette Ville
comme le terme de notre voyage, le
chemin nous en parut court. La beauté de la Campagne vint encore à notre
secours pour nous faire oublier les fatigues de la route, & pour nous abréger
le chemin ; le tems dans lequel nous
étions pour lors, n'étoit point celui des
Zéphirs & des fleurs, nous vîmes cependant des prairies de l'émail le plus
beau. Les chemins étoient bordés de
Narcisses, de Hyacintes & de Tulippes, & mille Turcs qui se trouvoient-
là comme à dessein, nous en offroient de distance en distance des
bouquets. (Les Narcisses & les Hyacintes sont très-communes dans toute
la Grece, leur odeur est si forte qu'elles donnent mal à la tête à ceux qui
ne sont pas accoutumés à les sentir.
Les Tulippes n'ont rien de différent

par Soliman I. Elle a été la Capitale de l'Empire Ottoman jusqu'à la prise de Constantinople ; c'est sous ses murs que les rivieres de
Tonzes & d'Ardre se joignent, & se jettent
dans la Mariza. L'air que l'on y respire est
doux & temperé.

Tom. I.   G

des nôtres, elles font fans odeur , &
comme en Europe la variété & la vivacité de leurs couleurs en font tout
le mérite ; les Turcs différent de nous
en ce que généralement ils aiment
tous les fleurs, & qu'ils les cultivent
avec un foin extrême ; leur avarice ne
tient point contre le défir qu'ils ont
d'en avoir de belles, ils donneroient
trois ou quatre afpres pour la plus
commune ; c'eft leur plaifir, ils le regardent comme leur néceffaire.) Vous
penfez bien que ces gens ne prenoient
pas ce foin gratis ; je payois effectivement leurs bouquets fort cher, & c'eft
de-là où l'effufion de ma bourfe doit
avoir pris date ; imaginez-vous que je
ne fis pas dans tout le tems de mon
Ambaffade un feul pas, fans répandre
de l'argent. C'eft ainfi que doit fe
comporter tout Etranger que l'intérêt
de fa patrie ou fon bien particulier
conduit en Turquie ; s'il veut traiter
avec cette Nation il doit commencer
pour préliminaire à ouvrir fa bourfe,
& qu'il prenne garde de la refermer
avant qu'il foit fur fes terres. Le fon
de l'argent a pour les Turcs la vertu
de l'inftrument le plus doux, il les en-
dort ; l'argent feul peut les humanifer

& adoucir la férocité de leur caractére ; enfin, sans argent cet Etranger se trouveroit plus mal chez eux que ne seroit un Ethiopien dans l'endroit le plus froid du Nord, ou un habitant du Nord dans la partie la plus chaude de l'Ethiopie ; qu'il ne cesse donc pas de semer de l'argent, s'il veut réussir dans ses entreprises.

Presque à la moitié du chemin d'Andrinople à Constantinople, on trouve une petite Ville, que les Turcs appellent Chiurli ; elle est fameuse dans l'Histoire de leur Nation par la Bataille que (a) Selim livra sous ses Murs à Bajazet son pere ; les armes favoriserent le bon droit du Sultan, il défit ses ennemis. Ce fils révolté fut assez heure pour échaper aux pour-suites du vainqueur ; il se refugia chez son beau pere qui étoit Roi des Tar-

[a] Selim I. du nom, prit les armes contre son pere Bajazet II. pour s'assurer plus faci-lement de l'Empire qui devoit écheoir à son frere Achmet, mais les Janissaires étant restés fideles à Bajazet, Selim perdit la Bataille. A quelque tems de là, les troubles causés par cette révolte s'appaiserent, Selim rentra en grace, & il s'empara tellement de l'esprit de son pere, qu'il l'engagea à se défaire en sa faveur de la Couronne, par préférence à Achmet, à qui

tares (*a*) Precopites. Les Turcs ont appellé le Cheval fur lequel il étoit monté dans fa fuite, *Carabouluck*, c'eſt-à-dire, nuée noire.

Nous trouvâmes encore fur notre route (*a*) Selimbria, petite Ville bâtie fur le bord de la Mer; c'eſt-là où commençoit ce Mur que les Empereurs Grecs avoient fait élever, pour

le droit d'aîneſſe devoit la donner. Selim appréhendant que fon pere fe rétraĉtât, le fit étrangler auſſi-tôt qu'il fut fur le Thrône. Ce Prince avoit autant de bonnes qualitez que de mauvaiſes; il étoit fobre, libéral, courageux, ami de la juſtice, mais il étoit cruel & ambitieux à l'excés. Il mourut à Cluri en Thrace l'an 1520. âgé de 46. ans, & la huitiéme année de fon regne.

(*a*) Les Tartares de Précops habitent la Cherfoneze Taurique; leur Souverain s'appelle Cham, celui qui les commande a toujours retenu ce nom, quoiqu'ils foient fous la domination du Turc. Leur pays eſt très-fertile en bled, en mil, les poules & d'autres animaux de cette efpece y font en grande quantité, malgré toutes ces bonnes denrées, ils ne mangent pour ainſi dire que de la chair de cheval; ils font belliqueux, & ſi endurcis au travail & à l'intemperie des faifons, qu'ils paſſent en hyver des rivieres à la nage tous nuds, Maucup eſt leur Ville Capitale.

(*i*) Selimbria eſt dans la Propontide, cette Ville eſt fort ancienne, & il y a dedans beaucoup d'Eglifes Grecques.

défendre toute la contrée des incur-
fions & du pillage des Barbares : il
s'étendoit jufqu'au Danube. On dit
dans le Pays qu'un certain Vieillard en
avoit fait remarquer l'inutilité dans le
tems même qu'on le bâtiffoit ; il prétendoit que les terres que ce Mur ren-
fermoit feroient moins à couvert des
hoftilités des Barbares, que celles qui
étoient expofées & fans défenfes. La
raifon qu'il en apportoit paroît fenfible : les Grecs, difoit-il, fe croiront
par-là en fûreté, ils s'endormiront fur
le foin de fe défendre, tandis que les
Barbares irrités par les barrieres cher-
cheront de nouveaux moyens pour
les attaquer & les furprendre.

Le bon air que l'on refpire à Selimbria, & fa belle fituation nous y firent
refter quelques jours ; la Mer y eft extrêmément tranquille, chaque fois
que nous allions fur fes bords, nous
voyions des Dauphins attroupés, &
fe montrer en folatrant fur la furface
des eaux. Lorfque la Mer s'étoit reti-
rée nous avions le plaifir de ramaffer
fur le fable des coquillages de mille ef-
péces différentes ; perfuadez-vous enfin qu'il n'eft pas d'endroit dans le
monde où il y ait un plus beau Ciel,

& où l'air soit plus tempéré ; Chiurly qui en est un peu éloigné semble être des Colomnes d'Hercule pour ce vent froid & impétueux qui vient de la Thrace : il ne passe pas outre. On ne sent à Selimbria que des Zephirs, & il n'y en a que ce qu'il faut pour moderer le chaud qui y seroit excessif.

Ce ne fut qu'avec regret que nous quittâmes cette Ville, & nous poursuivîmes notre route. Un peu avant d'arriver à Constantinople, il y a deux bras de Mer qui forment une presqu'Isle qui est charmante : nous les passâmes sur un Pont. Ces lieux sont très-agréables, s'ils étoient cultivés & que la nature fut un peu aidée de l'art & de l'industrie, je doute qu'il y eut sous le Ciel d'endroits plus beaux que le seroient ceux-ci. Mais le désordre dans lequel ils sont, annonce le mauvais goût de leur Maître, qui les laisse sans culture ; ils semblent, ces lieux si charmans, porter le deüil & gémir de la barbare domination sous laquelle ils languissent.

Lorsque nous passions sur ce Pont, j'apperçûs des Turcs sur le rivage qui pêchoient ; j'envoyai acheter de leur Poisson, dont je mangeai beaucoup l'ayant trouvé d'un goût exquis. Nous allâmes defcendre dans (*a*) un Hôpital qui en eft fort peu éloigné ; l'appartement dans lequel on me logea n'étoit tapiffé que de petits morceaux de Papier fichés dans les fentes du mur ; dès que j'eus jetté les yeux deffus, je demandai à quelques Turcs de ma fuite s'ils ne contenoient rien d'écrit , & fans attendre leur réponfe j'en retirai quelques-uns pour fatisfaire ma curiofité ; je n'y trouvai effectivement rien d'écrit ; c'étoient des chiffons qui ne méritoient pas qu'on prit le foin de les ramaffer ; je me perfuadai cependant qu'ils n'étoient pas ainfi placés fans raifon ; je la demandai , & me fouvenant que j'en avois déja trouvés dans d'autres endroits dans lefquels j'avois logé , je devins encore plus avide de fçavoir ce que cela fignifioit. Je fis bien des queftions , mes Turcs les écoutérent tranquillement, & ne daignerent pas répondre un feul mot. Ce filence opiniâtre me fit douter fi la honte de me dire quelques bagatelles que ces Papiers fignifioient , n'en étoit pas la

<hr>

(*a*) Les Turcs appellent les Hôpitaux *Imaret.*

cause, ou si ce n'étoit pas de leur part un manque de confiance en moi j'allai même jusqu'à soupçonner quelque grand mystere renfermé sous ces Papiers, que les Turcs ne vouloient pas développer à un profane tel que je l'étois pour eux ; mais étant devenu dans la suite un peu familier avec quelques - autres, j'appris que s'ils en ramassoient les plus petits morceaux, c'étoit uniquement par révérence pour lui, parce que, disent-ils, *c'est surquoi on écrit le nom de Dieu.* Ceci n'est qu'un préjugé, qui n'auroit en lui-même rien de répréhensible s'ils ne regardoient comme un crime capital de marcher sur le Papier ; ce qui fait qu'ils le ramassent avec un soin extrême & le mettent, comme je vous ai dit, dans les fentes du mur. Mais ils ajoutent un autre motif de leur dévotion pour le Papier, qui est d'une extravagance encore plus singuliere : Ils disent que le dernier jour du Jugement étant arrivé, Mahomet appellera du Purgatoire tous ceux qui y sont pour expier leurs crimes, & que pour aller jouir des trésors & des plaisirs de leur Ciel, ils seront forcés de passer par un chemin

couvert d'une grille de fer rougi par
le feu fur laquelle ils marcheront les
pieds nuds : le fupplice feroit grand ;
mais voici le remede fpécifique pour
en adoucir les peines , il eft merveilleux même à raconter : ce Papier que
l'on aura fauvé pendant la vie de l'injure que lui auroient fait les pieds,
fe trouvera-là, comme à l'improvifte,
pour fervir de fouliers , & garantir les
pieds de la brûlure. Voyez de quel fecours le Papier eft aux Turcs ! Le foin
qu'ils en prennent n'eft-il pas bien
raifonnable ?

Je me perfuade que tout ceci fait
un tableau dans votre efprit d'un ridicule à vous exciter à rire, permettez
que j'y ajoute une comparaifon qui
n'eft pas moins finguliere, & qui vous
repréfentera clairement la figure & les
attitudes de nos Turcs, lorfqu'à la fin
du monde ils commenceront leur glo-
rieufe marche. Figurez-vous de voir
une grande quantité de Poules & de
Poulets fortir d'un Poulailler, & entrer dans une baffe-Cour toute couverte de charbons ardens ; leur fau-
tillement, le battement de leurs aîles,
l'étonnement & la douleur peints dans
leurs yeux déja égarés ; tout, eft l'i-

mage la plus reſſemblante de nos reſ-
ſuſcités.

Enfin, pour ne rien oublier de ce
qui caractériſe la ſcrupuleuſe dévotion des Turcs pour le Papier, je vais
vous en raconter un trait auſſi extraordinaire que les précédens : Je me ſouviens qu'un jour ceux qui m'eſcor-
toient s'étant apperçus que quelques-
uns de mes gens en avoient fait un
uſage, que poliment je ne puis vous
dire, vinrent auſſi-tôt me les dénon-
cer comme coupables du plus grand
crime : Je ne pûs m'empêcher de rire.
Je leur répondis que la conduite de
mes domeſtiques ne devoit point en
cela les étonner, puiſqu'ils ne ſe faiſoient nulle peine de manger tous les
jours de la chair de pourceau, ce qui
ſuivant leur Loix devoit être un plus
grand crime : tels ſont les Turcs, extrêmes dans tout, particulierement
lorſqu'il s'agit de Religion. Si, par
exemple, un Chrétien avoit poſé
la main, ou par hazard ou par
curioſité ſur leur (*a*) Alcoran, ils

(*a*) L'Alcoran eſt le livre dans lequel eſt
écrite la Loi Ottomane, Mahomet en eſt l'Auteur, avec le ſecours de quelques Juifs, d'un
certain *Bayras* hérétique Jacobite, & de Ser-

lui en feroient un crime énorme. Leur refpect pour les Rofes n'eft gueres moins grand : ils imitent en cela les

gius, Moine de la Secte de Neftorius, il fit le corps de fa doctrine qui n'eft qu'un recueil fans ordre, d'abfurditez, d'impoftures grof-fieres & de fables. Ce livre eft divifé en qua-tre parties, & chaque partie en Chapitres ; les titres de quelques-uns femblent être plus propres à l'hiftoire naturelle des animaux, qu'à ce qui doit fervir de regle à la conf-cience des hommes, tels que ceux-ci de la *Vache*, des *Fourmis*, des *Araignée*, des *Mou-ches*. Mahomet a trouvé le fecret de perfua-der aux Turcs que Dieu lui avoit envoyé l'Alcoran par l'Ange Gabriel, & qu'il étoit écrit fur la peau du Bellier qu'Abraham facri-fia à la place de fon fils Ifaac ; il eft dit dans l'Alcoran qu'il y a fept Paradis, Mahomet n'a pas ofe dire qu'il les avoit vûs, mais *Azar* un de fes fideles Sectateurs affure que c'eft un effet de fa modeftie, & qu'un jour Dieu ayant trouvé fon ami Mahomet monté fur un petit Mulet, il l'introduifit dans ces célef-tes demeures. Mahomet cependant dit que le premier eft d'or, le fecond eft de fin argent, le troifiéme de pierres précieufes, le qua-triéme d'émeraudes, le cinquiéme de cryftal, le fixiéme de couleur de feu, & le feptiéme eft un Jardin délicieux. S'il en avoit feint un huitiéme, peut-être l'auroit-il deftiné aux femmes, aufquelles il refufe l'entrée de tous les fept, & dit que leur béatitude fera de les re-garder de loin ; la bafe de toute la doctrine qui eft contenue dans l'Alcoran eft la pré-

anciens Payens ; ceux-ci croyoient
que cette fleur avoit pris naiſſance
du ſang de Venus , & ceux-là diſent que c'eſt de la ſueur de leur grand
Prophéte Mahomet. J'aurois encore
mille autres bagatelles à vous raconter
auxquelles s'arrête cette Nation ſu-
perſtitieuſe , ſi je ne craignois de vous
ennuyer. Je reprends la ſuite de mon
voyage.

Nous arrivâmes enfin à Conſtantinople le 20 de Janvier. J'y trouvai
Wrantze & Zay mes deux Collegues
qui m'y attendoient. Le Grand Seigneur en étoit parti depuis peu pour
aller commander en perſonne ſon armée d'Aſie ; de toute la Cour je n'y
trouvai qu'Ebrahim Bacha eunuque,
à qui le Sultan avoit donné pendant
ſon abſence le Gouvernement de
Conſtantinople. Ruſtan y étoit auſſi ,
& quoiqu'il fut diſgracié , je ne laiſſai
pas de lui faire les honneurs, & les préſens comme s'il eut été encore Vizir, il
eſt vrai que l'on me dit qu'il devoit en
peu rentrer en grace. Il ne ſera peut-
être pas hors de propos que je vous

deſtination. Pluſieurs doctes perſonnages l'ont
réfutée , comme Pierre de Cluny , le Cardi-
nal de Curſa , Jean de Segovie , & d'autres.

raconte ici le sujet qui l'avoit fait dé-
cheoir de cette haute Dignité à laquelle son mérite seul l'avoit conduit.

Soliman, l'Empereur régnant, avoit
des enfans de deux concubines, de
la premiere, qui s'appelloit, si je ne
me trompe, Bosphorone, il lui étoit
né un fils nommé Mustapha. Ce Prince avoit toutes les qualités d'un Grand
Monarque ; dès ses plus tendres années il avoit fait des actions dignes
d'un Heros ; de la seconde concubine il avoit plusieurs fils & une fille ;
celle-ci s'appelloit Roxolane ; il l'aima dans la suite avec tant de fureur
qu'il l'épousa & lui assigna une grosse
dot (*a*) ce qu'aucun Empereur n'a-
voit fait depuis (*b*) Bajazet le
Grand.

(*a*) C'est la dot parmi les Turcs qui cons-
tate le mariage.

(*b*) Bajazet le Grand, I. de ce nom, fut
surnommé Eclair & Foudre, il étoit la terreur des Princes Chrétiens, & le fléau des
Asiatiques ; Sigismond Roy de Hongrie,
craignant qu'il ne tournât ses armes contre
lui, demanda à Charles VI. Roy de France
du secours : Charles lui envoya des Troupes, & en donna le Commandement à Jean
Comte de Nevers, fils du Duc de Bourgo-
gne ; quelques autres Princes de l'Europe lui

Le mérite feul de Muftapha auroit pû éloigner de la Couronne tous

envoyerent auffi des Troupes, ce qui com-
pofa avec les Hongrois une armée nombreufe ; d'abord Sigifmond fit quelques Conquêtes, mais s'étant avancé témérairement, il
fut obligé de livrer une bataille qu'il perdit;
le Comte de Nevers y fut fait prifonnier.

La renommée porta trop loin les Conquêtes & la puiffance de Bajazet ; Tamerlan
Roy des Tartares en fut jaloux dès qu'il le
fçût ; ce Prince avoit fubjugué les Parthes,
& fon nom feul faifoit trembler tout l'Orient;
Bajazet devint fon rival, Tamerlan lui fit la
guerre, le 28 Juillet en 1402. il lui livra bataille, le vainquit, & le fit prifonnier avec
fon époufe ; Bajazet fut enfermé dans une
cage de fer, & fouffrit avec une grandeur
d'ame & une fierté incroyable des cruautés
qu'on ne peut dire, mais il ne put furvivre
aux infamies que les Tartares firent à l'Impératrice fa femme, il fe donna la mort après
un an de fervitude en fe coignant la tête contre les barreaux de fa cage.

C'étoit pour éviter de pareils malheurs que
les Sultans fucceffeurs de Bajazet ne prenoient plus de femme en légitime mariage ;
ils adoptoient feulement les enfans qui naif-
foient de leurs concubines, qui les auroient
moins deshonorés que fi étant leurs époufes légitimes, elles euffent tombé dans les
fers d'une Puiffance étrangere. Les Turcs
d'ailleurs eftiment autant les enfans qu'ils ont
de leurs concubines que ceux qui naiffent de
leurs femmes ; ces enfans ont les mêmes
droits pour fuccéder que les légitimes.

fes rivaux ; mais joignant à ce titre le droit d'aîneſſe, l'amour des Peuples,& celui des Soldats , ne ſembloit-il pas que l'Empire lui dût être dévolu après la mort de ſon pere ? Il auroit effectivement régné ſi Roxolane ſa belle mere eût été moins ambitieuſe, plus équitable , d'un caractere doux & tranquile.

Cette marâtre forma des deſſeins tout oppoſés, quoiqu'il n'y eut que la mort de Muſtapha qui pût lui en aſſurer le ſuccès , rien ne coûta à ſa malice, elle la jura. La difficulté de réuſſir dans une entrepriſe de cette nature ne fit qu'irriter l'envie qu'elle avoit que ſes fils régnaſſent. Voici les intrigues & les différens moyens dont elle ſe ſervit.

Ses fils étoient cadets, grand obſta-cle, mais ſa politique lui fournit ce prétexte ; pour le vaincre, elle diſoit que ſes enfans étant nés d'un légiti-me mariage avoient des droits que n'avoient pas ceux qui étoient nés d'une concubine ; elle ſoutenoit con-tre les Loix & l'uſage de la Nation Ottomane qu'il y avoit de l'infamie à naître d'un concubinage , elle en faiſoit l'application à Muſtapha,

Enfin, elle prétendoit que ce défaut (qui n'étoit qu'une cérémonie) dans les amours de Soliman avec Bofphorone mere de Muftapha, obfcurcifloit fon mérite & le privoit du droit de fuccéder à l'Empire.

Roxolane fentoit qu'il lui falloit un fort appui pour faire valoir des raifons fi foibles ou tout-à-fait déplacées; Ruftan Grand Vizir & fon Gendre fut celui fur lequel elle jetta les yeux, pour l'engager à entrer dans fon parti, elle lui propofa des intérêts communs dans la réuffite; il les accepta, & ils fe lierent fi étroitement qu'ils devoient effectivement partager dans tous les événemens de la conjuration.

(*a*) Ruftan étoit homme d'efprit, grand politique, gouvernant à fon gré l'Empire, l'efprit & la volonté de fon Maître. Sentez combien ces avantages faifoient naître de préjugés dans l'efprit d'une Nation timide en fa faveur ; à peine eut-il accufé Muftapha que les Turcs le crurent criminel. Les impoftures de Roxolane empêcherent les plus crédules de

(*a*) Voyez à la note de la Lettre *a. p.* 8 & 9.

douter,

douter. Ils femerent enfuite dans le Public que Soliman étoit tellement irrité contre lui qu'il avoit réfolu de le faire mourir ; quelques-uns s'imaginerent que ce Prince fçachant que Ruftan étoit ligué avec Roxolane pour le perdre, avoit voulu prendre les devans, & avoit attenté à la vie de fon pere.

Il n'eft rien de plus trifte & de plus inhumain que le fort des Princes Ottomans après la mort de l'Empereur leur pere, le lacet eft leur partage ; le Peuple & les Janiffaires regarderoient ces Princes comme rivaux de celui qui feroit fur le Trône, toujours prêts à exciter des troubles & des féditions pour régner à leur tour. Auffi celui des freres qui eft élû Empereur envoye aux autres, le moment d'après fon élection, le lacet ; s'ils ne l'acceptent pas la premiere fois de bonne grace, ceux qui le leur reportent les faluent derechef & leur difent : *que votre frere vive, qu'il plaife à Dieu de nous le conferver* ; leur défignant par ces peu de mots qu'il y a un Empereur d'élû, qu'ils font inutiles fur la terre, & qu'il faut qu'ils meurent : l'exécution fuit de près la

Sentence , sur l'heure ils les étranglent. Voilà quels sont les heureux préfages du régne des Empereurs Turcs, à peine sont ils monté sur le Trône qu'ils trempent leurs mains dans le sang de leurs freres.

Ainsi on pourroit facilement croire que Muftapha appréhendant de ne pas succéder à l'Empire, craignoit que celui de ses freres qui seroit élû ne le fit périr, ou que Roxolane craignant elle-même pour ses fils, si Muftapha montoit sur le Trône, avoient l'un ou l'autre médité le deffein de faire périr l'Empereur.

Dans le tems que ces bruits se répandirent, Soliman faifoit la guerre à Sag Thamas Roi de Perfe; il avoit envoyé depuis peu Ruftan avec les dernieres forces de l'Empire, en lui donnant le commandement de toute l'armée. Ruftan s'étoit arrêté avant d'entrer sur les terres des ennemis, & avoit écrit à l'Empereur, que ses affaires étoient dans le plus mauvais état, qu'il y avoit tout à appréhender, qu'il se conduifoit quelque intrigue fecrete; que les Troupes étoient corrompues, & qu'elles ne défiroient que son fils Muftapha; qu'il penfoit

que fa préfence étoit d'une néceffi-
té indifpenfable, & qu'il n'y auroit
qu'elle qui pourroit empêcher la fédition ; que s'il ne venoit pas, il lui
paroiffoit certain qu'il feroit détrôné.

Soliman à l'ouverture de cette Lettre fut dans une agitation qu'on ne
peut exprimer. D'abord il écrivit à
Muftapha , qui tranquile dans fon
Gouvernement ne penfoit à rien
moins qu'au malheureux fort qu'on
lui préparoit, « qu'il vint le joindre
» fans différer dans fon Camp, qu'il
» étoit publiquement accufé de
» grands crimes, & qu'il falloit qu'il
» s'en juftifiât ; que s'il obéiffoit à fes
» ordres auffi promptement qu'il le dé-
» firoit, il n'avoit rien à craindre de
» fon reffentiment , quand même il
» feroit coupable : « auffi-tôt après &
fans être revenu de fon effroi, il partit
avec une extrême diligence.

Muftapha reçût la Lettre de fon pere,
le contenu lui parut une affaire affez
férieufe pour la mettre en délibération ; s'il partoit il voyoit fon pere
tellement irrité que fa perte étoit certaine, cette bonté de lui accorder
fon pardon dans fon obéiffance, lui
paroiffoit un appas ; d'un autre côté ,

il se déclaroit coupable s'il refusoit de se rendre aux ordres de l'Empereur; enfin, le sentiment d'honneur l'emporta sur la crainte bien fondée de périr; soutenu par son innocence, & comptant qu'en présence de toute l'armée on n'oseroit attenter à sa vie, il quitta son (*a*) Gouvernement & se rendit auprès de Soliman qui étoit campé près d'Amasie : c'étoit à la mort que ce malheureux Prince couroit; l'Arrêt en étoit porté avant que Soliman fut sorti de Constantinople; & afin que l'on ne soupçonnât point qu'une action si noire prenoit sa source dans la haine & la jalousie, on avoit consulté le grand Muphti; le zéle pour le bien de l'Etat & pour les intérêts de la Religion parurent au

[*a*] Le Gouvernement de Muftapha étoit celui de l'Amasie.

[*b*] Le Mouphti ou Mufti est le Grand Prêtre de la Loi; son autorité est très-grande, le Sultan ne peut être détrôné que l'on n'ait auparavant pris l'avis du Mufti; le Sultan peut cependant de sa pleine autorité déposer & faire mourir le Mufti.

Quoique le Mufti soit le Vicaire Général de Mahomet, & qu'il soit chargé spécialement des interêts de sa Loi, il n'en est pas toujours le plus fidele observateur.

contraire en être le feul motif. Le crime que l'on imputoit à Muftapha &
la mauvaife tournure qu'on donnoit
à fa conduite, fembloient effectivement-
ment intéreffer l'un & l'autre, & for-
cer le Muphti a prononcer fon Arrêt
de mort. Voici comme l'Empereur
lui propofa la queftion.

» Quelle peine penfez-vous, fage
» Muphti, que mérite l'efclave d'un
» Marchand de cette Ville, bien aimé
» de fon Maître, qui lui a confié pen-
» dant un voyage qu'il a été obligé de
» faire, le foin de fon commerce, fon
» époufe & fes enfans; & qui au mé-
» pris des Loix a abufé de la confiance
» de fon Maître, a renverfé dans fon
» abfence le bon ordre qui régnoit
» dans fes affaires, a voulu féduire fa
» femme, a dreffé des embuches à fes
» enfans, & même fecretement a con-
» certé la mort de fon Maître. Dites,
» que mérite cet Efclave.

Le Mufti répondit, qu'il méritoit
la mort à bon titre, foit que le Mufti
fut dans la bonne foi, foit qu'il fut
du complot de Roxolane, fa réponfe
irrita de nouveau l'Empereur. Il trouva une analogie parfaite entre le crime propofé & celui de Muftapha ;

cherchant d'ailleurs l'occafion de perdre ce Prince, aufli malheureux qu'il
méritoit d'être heureux, il faifit celle-
ci avec une avidité qui reffembloit
plus à la fureur, qu'à une défenfe légitime.

Muftapha enfin arrive au Camp,
toute l'Armée attendoit avec une
impatience extrème, l'évenement de
fon entrevüe. On l'introduifit aufli-
tôt dans la tente de fon pere, où le
calme & la paix fembloient régner;
cette tente paroiffoit être le Temple
de la bonne foi, elle n'étoit point environnée de Soldats, point d'Archers
qui fiffent la garde à la porte ; il ne
paroiffoit aucuns (*a*) des Licteurs,
rien qui peut effrayer Muftapha. Le
mal étoit au dedans, les Acteurs de la
fcène tragique dont ce Prince alloit
être le héros, n'étoient pas d'une nature à marquer leur impatience ou
leur joie de fon arrivée à haute voix;

[*a*] Licteur étoit un efpece d'Huiffier à
Verge qui marchoit devant les principaux
Magiftrats de l'ancienne Rome avec une hache garnie des faiffeaux, & qui par l'ordre
du Magiftrat puniffoit ceux qui étoient coupables.

ils étoient (*a*) muets, mais forts & robustes : c'étoit tout ce qui leur fal-loit.

Mustapha entre, la scêne commence, il est saisi de tous côtés ; ce Prince dans ce moment, qu'il crut être le dernier de sa vie, rappella ses forces & s'anima d'un courage héroïque. Il sentit que son triomphe le conduiroit au trône, le désordre dans lequel la chaleur du combat le mettroit auroit touché de compaffion les Janiffaires, il les voyoit déja armés pour le défendre de la barbarie de Soliman ; il croyoit s'entendre proclamer Empereur par toute l'Armée : . . . . c'étoit-là le sujet des craintes de Soliman ; auffi avoit-il pris la précaution de faire tendre des toiles derriere sa tente où se paffoit cette Tragédie, afin que perfonne ne s'en apperçut, que le bruit ne s'entendit point, que même on ne foupçonnât rien ; mais le défir ardent de vivre & de régner avoit rendu Mustapha invincible feul contre tous : le combat devenoit incertain ; Soli-

[*a*] Les muets fervent à plus d'une chofe chez les Turcs ; ceux-ci fçavoient mille boufonneries, & étoient deftinés à récréer l'Empereur.

man d'un autre côté impatient du
fuccès, leva la tête par-deffus les toiles & vit que ces muets étoient prêts
à fuccomber, fes craintes redou lerent, la colere peinte dans les yeux,
il jetta fur eux un regard menaçant,
leur reprochant avec des fignes pleins
d'inhumanité leur peu de courage.
Quelle fut la force de ce regard fur
ces muets? Je ne puis vous la décrire,
la fureur qu'il excita en eux n'a rien
d'égal. L'inftant dans lequel ils fe
jetterent une feconde fois fur Muftapha, le terrafferent en lui arrachant
la vie, fut le même ; ils expoférent
auffi-tôt le corps de ce pauvre Prince
encore palpitant fur un tapis devant
la tente de Soliman, afin que les Janiffaires fentiffent fon autorité & fon
pouvoir dans le fort qu'il venoit de
faire à celui qu'ils défiroient d'avoir
pour Empereur.

Cette mort excita la compaffion de
toute l'Armée & la pénétra de douleur. Il n'y eut point de Soldat qui
ne vint répandre des larmes fur le
cadavre de l'infortuné Muftapha ;
mais qui pourroit vous dépeindre la
confternation des Janiffaires au premier bruit de ce meurtre ? Ils ne l'eu-

rent

rent pas vû qu'il se fit en eux un mélange de douleur & de rage qui les rendit si furieux & si peu capables de réflexion, que s'il s'étoit trouvé quelque mécontent pour se mettre à leur tête, il n'est point d'entreprises qu'ils n'eussent faites ; chaque regard qu'ils jettoient sur Mustapha étendu sur le carreau, ce Chef qu'ils désiroient avec tant d'ardeur, leur faisoit naître de nouveaux désirs de venger sa mort.

Cependant il ne leur restoit pour se consoler d'un événement auquel l'immutabilité du passé ne donne point de reméde, que de souffrir avec patience ; aussi s'en retournoient-ils chacuns en leur tente dans un morne silence, les yeux baignés de larmes, & s'ils donnerent dans ce jour du relâche à leurs cris, ce fut pour plaindre le malheureux sort du jeune Prince ; tantôt ils accusoient le vieux Soliman de folie & d'extravagance, tantôt ils faisoient des imprécations qu'une douleur sincere peut seule inspirer, contre la cruelle Roxolane, ce n'étoit qu'avec exécration qu'ils parloient de Rustan, qu'ils soupçonnoient être l'auteur d'un crime qu'ils

ne pouvoient ceſſer de pleurer ; ils
regardoient la mort de Muſtapha
comme l'anéantiſſement du plus brillant ſoleil dont l'éclat auroit illuſtré
toute la maiſon Impériale , leur douleur fut enfin ſi vive que le plus grand
nombre reſtât tout le jour ſans manger, s'abſtenant même de boire de
l'eau, quelques-uns en paſſerent pluſieurs dans la ſévérité de ce jeûne.

Le deüil fut général dans toute
l'armée, & rien n'auroit pû eſſuyer
les larmes, & calmer les eſprits , ſi
Soliman n'eût exilé Ruſtan après l'a-
voir dépouillé de ſa Dignité, (*a*) qu'il
remplaça par un Bacha qui étoit
aimé des Soldats ; ce changement en
appaiſant les murmures, a diminué
les regrets, le peuple a crû que Soliman ſe repentoit de ſa trop grande
facilité à croire Ruſtan , & que c'étoit

[*a*] Busbec dit que ce fut par le conſeil
même de Ruſtan que l'Empereur l'éxila ; j'ai
vû encore quelques Mémoires ſur le regne
de Soliman qui le diſent auſſi , ce qui prouve
que Ruſtan étoit grand politique , & que la
tranquillité & les interêts de ſon Maître lui
étoient plus chers que les ſiens propres.
Celui qui le remplaça fut le Bacha Achmet , plus grand Général qu'il n'étoit bon
politique.

pour le punir des fauſſes accuſations qu'il avoit formées contre Muſtapha, qu'il l'éxiloit ; le bruit même s'eſt répandu que Soliman avoit encore découvert que l'Impératrice ſa femme étoit de concert avec Ruſtan , & qu'il n'attendoit que ſon retour à Conſtantinople pour lui faire ſouffrir les peines que mérite ſa perfidie.

Ruſtan de retour à Conſtantinople a fort bien joué ſon rôle ; il a afſecté avec une adreſſe ſans égale le chagrin que ſa diſgrace lui devoit cauſer, & a paru ſi humilié, qu'il n'eſt perſonne qui ne ſe ſoit perſuadé qu'il avoit perdu l'eſpérance d'être jamais agréable à l'Empereur ; mais Roxolane a tenu une conduite bien oppoſée, (la diſſimulation eſt peut-être le ſeul vice qu'elle n'a pas ;) ſa rage d'ailleurs n'étoit pas aſſouvie par la mort ſeulement de Muſtapha ; ce Prince laiſſoit un fils , qui ſuccédant aux droits de ſon pere à l'Empire, privoit les enfans du ſecond lit de la Couronne , Roxolane pour cette raiſon lui a préparé un ſort égal à celui que ſon pere venoit d'avoir ; pour y réuſſir il étoit queſtion de fabriquer un prétexte & des moyens pour faire

agréer sa mort à l'Empereur, sa malice lui a fourni ceux-ci : elle a fait
dire à Soliman *que chaque fois que
son Petit-Fils paroissoit* (a) *à Burse en
public, les enfans de la Ville étoient
accoutumés à faire des acclamations
de joye, lui predisant les choses du
monde les plus heureuses ; qu'aujour-
d'hui ils disoient qu'ils desiroient ar-
demment qu'il vecût pour venger la
mort de son pere, que l'Empire lui ap-
partenoit, & que les Janissaires avoient
été assez attachés à Mustapha pour en
conserver long-tems la mémoire, &
pour embrasser le parti de son fils ; qu'il
fit donc attention à tous ces discours,
qu'il en examinât les suites, qu'il étoit
à craindre que la mort de Mustapha
n'assurât que pour un tems bien court la
paix & la tranquillité du Royaume ;
que les interêts de la religion lui de-*

[a] Burse est une Ville de Bithinie, qui
s'appelloit autrefois Pruse, du nom du Roy
Prusias, qui l'a fait bâtir, elle a été la premiere Capitale de l'Empire Ottoman.
Cette Ville depuis long-tems étoit le lieu
que les Empereurs avoient choisi pour faire
elever leurs enfans, c'étoit la raison pour laquelle le fils de Mustapha y étoit avec sa
mere.

voient être plus précieux que la vie de ses
enfans ; que c'étoit uniquement par cette
même religion, la plus Sainte de toutes,
que sa Maison & l'Empire se soute-
noient ; que l'un & l'autre ne tarde-
roient guères à être renversés, par la
discorde & par les guerres intestines
que cet enfant exciteroit ; que sa mort
comparée avec les augures certains de
ces grands maux que sa vie occasion-
neroit, devoit être comptée pour peu de
chose ; qu'enfin s'il vouloit assurer la religion & l'Empire, le seul parti qu'il y
eût à prendre étoit d'ôter la vie au fils
de Mustapha ; qu'il étoit peut-être déja
coupable, quoique jeune, des mêmes
attentats que son pere, & qu'il ne falloit
pas douter d'un instant qu'il se mît
bien-tôt à la tête d'un parti pour en venger la mort.

Toutes ces raisons ont fait une si
forte impression sur l'esprit de Soliman qu'il s'est déterminé sans hési-
ter à faire périr cet innocent ; il a
chargé de l'expédition le Bacha Ebrahim qui est parti aussi-tôt. Le tems
qu'il a mis pour venir à Burse lui a
donné le loisir d'inventer des moyens
propres à tromper la mere de la victime qu'il alloit immoler, il n'a osé

porter la cruauté jufqu'à la rendre témoin de fon meurtre, fa vie d'ailleurs ne lui paroiffoit pas en sûreté
s'il ne prenoit des précautions, le
jeune Prince étoit affez aimé, & l'action qu'il alloit commettre affez noire, pour exciter une fédition dans le
peuple.

Son premier foin fut donc dès
qu'il fut arrivé d'aller voir la Princeffe, & de lui dire qu'il étoit envoyé
de Soliman lui-même, pour la confoler & fon fils, de la mort de Muftapha; qu'il l'avoit expreffément chargé de l'affurer, qu'il feroit d'autant
plus volontiers porté à donner des
marques de fa tendreffe à fon Petit-
Fils, qu'il reconnoiffoit avoir été injufte envers fon pere; il ajouta, ce
traitre! que les regrets de l'Empereur
étoient extrêmes, qu'elle n'en pouvoit pas douter, puifqu'il venoit de
difgracier Ruftan auquel il étoit extrêmément attaché, le foupçonnant
de lui avoir donné de mauvais con-
feils & de faux avis; qu'il rendoit à
Muftapha toute la juftice qu'il méritoit, mais qu'il avoit connu trop tard
fon innocence.

Voilà comme le rufé Bacha s'infi-

nua dans l'esprit de cette Princesse
trop crédule ; il joignit d'ailleurs des
présens à ces flatteries, qui leur donnerent un crédit que le sexe refuse-
roit peut-être à la bonne foi si elle
étoit seule ; sa conduite dans le reste
fut si dissimulée que les plus péné-
trans n'eussent rien soupçonné ; il
passa deux jours, tantôt à entretenir
cette Veuve désolée des espérances
certaines de son fils, tantôt de choses
indifférentes ; ce fut sur ce ton qu'il
lui proposa d'aller à une Maison de
plaisance peu éloignée de la Ville,
seulement, disoit-il, pour changer
d'air, persuadé que celui qu'elle respi-
reroit à la campagne pendant quelques jours fortifieroit sa santé.

La Princesse donna dans le piége,
elle se détermina sur l'heure à partir
dès le lendemain ; elle dit qu'elle
iroit dans son Char, & que son Fils
monteroit à cheval : ces arrangemens
ainsi pris, Ebrahim prit les siens de
son côté, c'étoit ce qu'il désiroit
pour exécuter son barbare dessein,
rien cependant de plus ordinaire que
cette partie, comment y auroit-on
soupçonné de la fourberie ?

D'abord il fit partir un Eunuque à

qui il donna ordre de se trouver le lendemain à l'extrémité du Fauxbourg par lequel la Princesse passeroit, ensuite il fit scier l'aissieux du Char, de façon qu'il pouvoit rouler doucement, mais dans la rencontre de quelque cahos, ou allant un peu vîte, il étoit indispensable qu'il ne se partageât pas en deux.

Tout bien préparé, l'heure arrive, la Princesse monte dans son Char, & ordonne à son fils de la précéder, mais d'aller doucement ; cet infâme Eunuque ne manqua pas de se trouver sur son passage aussi à Cheval, comme par hasard ; le Prince lia conversation avec lui, & ne tarda guères à oublier les ordres de la Princesse ; il suivit l'Eunuque qui alloit bon train, cette mere tendre n'eût pas perdu de vûe son cher fils, qu'elle ordonna au Cocher d'aller plus vîte afin de le joindre, mais étant arrivé à un mauvais pas, une rouë se jetta avec force contre une grosse pierre, & l'aissieux se rompit ; cet accident fut de mauvais augure pour la Princesse, elle s'en effraya, on ne pût la retenir jusqu'à ce qu'on eût envoyé chercher une autre Voiture : accompagnée seulement de quelques femmes , elle continua à pied le chemin , courant après son fils ; ses pas furent inutiles, l'Eunuque lui avoit fait faire trop prompte diligence pour qu'elle pût le joindre.

Ils étoient déja arrivé, ils descendent de Cheval , l'Eunuque le suit , & l'arrête sur le seüil de la porte, d'une main il le saisit , de l'autre il lui présente le Lacet , & prononce en ces peu de mots cette funeste Sentence : *l'Empereur veut que vous mourriez sur l'heure* : cet enfant accepta, suivant l'usage de la Nation, le Lacet, & répondit avec une fermeté qui tenoit de l'héroïsme, qu'il consentoit de mourir , moins cependant pour obéir aux ordres de l'Empereur qu'à ceux de Dieu , ainsi qu'il étoit juste ; à peine eût-il fini de dire, que l'Eunuque l'étrangla. Telle fut la fin malheureuse de ce jeune Prince ; les derniers instans de sa vie doivent augmenter les regrets de sa mort ; en fut-il en effet sur qui on pû appuyer de plus grandes espérances !

L'Eunuque aussi-tôt prit la fuite, & s'évada par une fausse porte ; un instant après la Princesse arriva toute

préoccupée du malheur qui venoit
d'arriver, elle frappe à la premiere
porte qui se présente, & sans attendre qu'on réponde, elle court frapper
à une autre, de celle-ci à une autre ;
enfin elle entre, quel spectacle ! elle
voit son fils étendu sur le carreau,
palpitant encore. . . . je tire le rideau
sur une scêne aussi tragique, à peine
puis-je retenir mes larmes ; hé ! qui
pourroit d'ailleurs vous dépeindre les
mouvemens de la tendresse d'une
mere dans ce moment, quel est son
trouble, sa douleur, il est bien plus
facile de le sentir que de l'exprimer.

Elle ne pût, cette mere désolée,
souffrir long-tems la vûe d'un objet
si triste, elle s'en retourna à pied à
Burse, les cheveux épars, déchirant
ses vêtemens, arrosant le chemin de
ses larmes, & faisant retentir les lieux
voisins de ses cris ; les Meres, les Filles, & les Esclaves de Burse l'enten-
dirent, aussi-tôt elles accourent ; la
Princesse leur raconte le crime énorme qui vient d'être commis, ces femmes dans le premier moment mêle-
rent leurs larmes avec les siennes,
mais leur douleur ne tarda guères à se
changer en rage ; toutes troublées

elles courent ça & là , rien ne leur réfifte , elles enfoncent des portes , elles crient, elles demandent l'Eunuque , Dieux ! quel tourment elles lui euffent fait fouffrir s'il leur fut tombé fous les mains. (*a*) Orphée n'endura rien de plus de la fureur des Bacchantes. Il l'avoit prévû , le fcélérat, & c'étoit pour l'éviter qu'il avoit pris la fuite avec une fi prompte diligence.... ma digreffion eft affez longue, je reprends la fuite de ma narration.

Dès que je fus arrivé à Conftantinople on dépêcha un Courier à Soli-

(*a*) Orphée Libetrien de Thrace étoit fils d'Œnagre ; il floriffoit long-tems avant Homere ; les Poëtes ont feint qu'il defcendit aux enfers pour en retirer Euridice fa femme, beau modéle de tendreffe ! il avoit la voix fi douce & fi harmonieufe qu'il fléchit le cœur de Pluton ; il obtint le retour de fa chere Euridice , mais à condition qu'il ne jetteroit même pas les yeux fur elle , jufqu'à ce qu'elle fut hors de l'enceinte des enfers ; Orphée n'eut pas la force de remplir cette condition , mais à peine l'eût il fixée, qu'il fe la fentit enlever d'entre les bras , elle redefcendit aux enfers pour jamais ; Orphée ne put s'en confoler, paffant le refte de fes jours à pleurer , il vécut dans une indifférence extrême pour toutes les autres femmes ; celles de Thrace l'immolerent au reffentiment que ce fexe a lorfqu'il fe croit méprifé des hommes , elles le maffacrerent.

man pour le lui apprendre, & en attendant que ce Prince me fit fçavoir
fes ordres, je m'occupai à examiner
les curiofités (*a*) de la Ville. J'allai

(*a*) Conftantinople eft affife fur une pointe
de terre avancée vers le Bofphore de Thrace;
fa figure eft triangulaire oxigone, femblable
à une Harpe; fon premier nom a été Chryfoceras, qui veut dire Corne d'or ou d'abondance, ainfi que le remarque Busbec, elle a
commencé d'être bâtie environ 700 ans avant
J. C. Après le nom de Chryfoceras, elle a
porté fucceffivement ceux d'Acropolis & de
Ligos; elle a confervé ce dernier jufqu'à l'arrivé d'un certain Bifanda, qui y conduifit
une Colonie de Mégariens qui la peuplerent,
pour lors il la fit appeller Bizana de fon nom
Bizanda. L'Empereur Antonin l'a dans la fuite
fait aggrandir, & lui a donné le nom d'An-
tonine; un de fes fucceffeurs l'a fait appeller la nouvelle Rome, & enfin Conftantin
le Grand y ayant transferé le fiége de l'Empire, la fit appeller Conftantinople, de fon
nom, les Turcs l'appellent *ftambol*; fon cir-
cuit eft d'environ quatre lieuës, il y a dedans cinq mille Mofquées, toutes bien en-
tretenuës & bien rentées; plus de cent Hôpitaux, plufieurs Ecoles, mais il n'y a
qu'un feul Coliége que l'on appelle *Tche-
giane*, qui eft entretenu aux dépens du
Grand Seigneur, & gardé par des Eunuques
blancs, on ni fait d'autre étude que celle des
Loix; on n'en fort jamais que pour fervir la
perfonne de l'Empereur, ou pour être Bacha
ou Cadis. Elle a dix-huit portes, la campagne

d'abord voir l'Eglife de Sainte Sophie ; ce fut par une grace finguliere qu'on me permit d'y entrer ; les Turcs font affez fuperftitieux pour imaginer que les Chrétiens profanent leurs Temples. Cet édifice eft d'une beauté merveilleufe, & mérite bien d'être vû ; il y a au milieu un dôme fait avec tant d'art qu'il réflechit la lumiere comme une glace. On m'a affuré qu'autrefois cette Eglife étoit bien plus grande & beaucoup plus ornée qu'elle ne l'eft ; & que le fanctuaire, auquel on n'a rien changé, fe trouvoit précifément au milieu ; enfin, les Turcs en font tant de cas, qu'elle leur fert de modele pour bâtir toutes leurs Mofquées.

La fituation de Conftantinople eft des plus belles, il femble que la nature a deftiné le lieu où elle eft bâtie, pour commander au refte du monde ; elle a devant elle l'Afie & l'Egipte, à fa droite elle a l'Afrique, avec laquelle elle eft pour ainfi dire contigue, par la facilité

des environs eft pleine de belles Maifons, dont les Jardins font magnifiques.

On peut voir dans Strabon Hiftorien & Géographe le détail des antiquités de Conf- tantinople, qu'il feroit trop long de rapporter ici,

de naviger fur la Mer qui les fépare ; à
fa gauche elle a le Pont Euxin, & les
Palus Méodites ; ces Marais font peu-
plés par cantons & coupés par plufieurs Fleuves qui viennent fe décharger à Conftantinople, ce qui fait un
grand avantage à cette Ville, parce
qu'étant très-fertiles on en apporte
toutes les denrées dans des Bateaux.
D'un côté, la Mer de Marmora baigne
fes murs, & de l'autre le Pont Euxin :
entre les deux murs eft fon Port, qui
eft le plus beau du monde ; enfin, elle
a de fi grands avantages que Strabon
dit, qu'autrefois on l'appelloit la
Corne d'Or, *cornu aureum.* La troifiéme partie de la Ville qui fait une
angle eft jointe au continent, fouvent on diroit que c'eft une pref-
qu'Ifle par le reflux des deux Mers qui
l'enveloppe. Le point de vûe de Conftantinople eft des plus agréables, du
milieu de la Ville on découvre les
Montagnes d'Afie, couvertes en tout
tems de neige. Ces deux mers font
toujours remplies de Poiffons qui
par un mouvement continuel monte
& defcend des Palus Méotides & du
Pont, par le Bofphore & la Propontide : quelquefois il y eft en fi grande

quantité, qu'on peut le prendre avec la main. La pêche des maquereaux, des plies, des meuniers & de plusieurs autres espéces de poisson, y est très-abondante. Les Grecs qui y demeurent en font pour ainsi dire leur occupation ordinaire, quant aux Turcs ils ne pêchent jamais, ils aiment cependant le poisson, mais ils veulent le trouver tout accomodé & servi sur la table, pourvû toutesfois que ce ne soit pas de celui qu'ils appellent immonde, duquel ils mangeroient moins que du poison ; comme des grenoüilles, des limaçons & des tortuës : pour ceux-ci ils aimeroient mieux s'arracher la langue & les dents, mourir de faim, que d'en gouter. Les Grecs bien moins superstitieux qu'eux en toute autre chose, le font presqu'autant en ce point. Voici comme je l'ai sçû.

J'avois été obligé en arrivant à Constantinople de prendre un petit Grec, pour conduire mes gens par la Ville. Ceux-ci qui n'avoient point de scrupule pour les limaçons, en mangeoient souvent, & chaque fois ils faisoient mille instances au petit Grec pour l'engager à en manger : il refufoit conftamment. Enfin, le Cuifinier un jour en prépara, de façon qu'on pouvoit facilement les prendre pour quelqu'autre poiffon: leGrec s'y trompa; il en fit fon dîner & les mangea avec une avidité étonnante ; vous fentez combien cette méprife excita fes camarades à rire, & à fe moquer de lui; mais il ne s'en fut pas plûtôt apperçû qu'il entra dans une extrême fureur; d'abord il mit en piéce le pot dans lequel les limaçons avoient été cuits, il fe retira enfuite dans fa chambre , dans laquelle il verfa un torrent de larmes , faifant des efforts extraordinaires pour vomir. Il étoit inconfolable , & croyoit que fes gages de deux mois fuffiroient à peine pour lui obtenir le pardon de fon crime.

Ne penfez pas que je veuille vous dire que ce fut en diftribuant, à titre d'aumônes, l'argent de fes gages, que cette pauvre idole comptoit mériter le pardon de fa prétendue faute, c'étoit pour acheter l'abfolution : fçachez que les Prêtres Grecs font argent de tout. Ils ont un tarif pour les différens péchés qui en régle le prix de l'abfolution , & ils ont tellement accrédité

accrédité cette forte d'impôt , que
ceux qui fe confeffent dans la bonne
foi, ne fe croiroient pas abfous s'ils
ne payoient ; mais comme il y a des
fraudeurs de gabelle par-tout, on dit
que ces Prêtres font d'un grand zéle
pour veiller fur les fautes que les fi-
déles povrroient faire en cette matiere : ils ufent de précaution ; d'abord
ils entendent la confeffion du péni-
tent, enfuite la morale, qui eft toujours févere dans fon commencement, tempêtant contre l'énormité
des crimes, les exagérant, la fin en
eft douce : c'eft le compte fait au
jufte. On paye, & on eft abfous......
quelle difgreffion ! encore une fois je
reviens à Conftantinople.

C'eft fur ce promontoire dont je
vous ai parlé que le Palais des Empereurs eft bâti. Je n'y ai pas encore entré, mais je crois que fans rien hazar-
der je puis vous dire qu'il eft extrêmement beau ; les dehors en font
magnifiques, les ordres d'architecture, quoiqu'à la Turque & fans goût, y
font régulierement obfervés, tout
annonce un Palais augufte ; au bas
font les Jardins qui paroiffent être
auffi d'une grande beauté : ils s'éten-

dent jufqu'à la Mer : c'eft-là où on dit que l'ancienne Bifance étoit bâtie. Dans la perfpective de ces Jardins, de l'autre côté de la Mer, étoit la Ville des Calcedoniens : ce n'eft plus aujourd'hui qu'une mazure. Mais n'allez pas vous imaginer qu'en vous parlant ici des Calcedoniens & de leur Ville je vous ferai leur Hiftoire, & que je vous dirai (*a*) pourquoi on les appelloit les aveugles , pourquoi la Mer dans cet endroit, eft dans une agitation continuelle, paroiffant avoir fon flux fans reflux ; je ne vous parlerai pas non plus de cette efpéce de poiffon falé que l'on apporte ici des Palus Méotides, & que les Italiens appellent, *Moronellas* , *Botargas & Cavarium*. En vérité , ce ne feroit plus une Lettre que je vous écrirois ,

(*a*) Les anciens Grecs ayant confulté les Oracles pour fçavoir le lieu où ils bâtiroient une Ville en Thrace , eurent pour réponfe qu'ils devoient la bâtir *vis-à-vis du territoire des aveugles* , pour leur faire entendre les Calcédoniens , qui étant arrivés les premiers dans cette Contrée , avoient été affez aveugles pour s'établir de l'autre côté de la Mer dans un endroit défagréable , ftérile , tandis qu'ils étoient les maîtres de prendre l'autre bord , qui eft le lieu où eft bâtie Conftantinople.

ce feroit un Livre ; j'appréhende
même d'avoir déja dans celle-ci paffé les bornes qu'elle doit avoir ; au
refte, fi vous êtes curieux de fçavoir
tout ceci, donnez-vous la peine d'ouvrir les Hiftoriens anciens & moder-
nes, ils vous en inftruiront ample-
ment.

Je ne puis me laffer de vous dire
qu'il n'eft rien de fi beau dans le monde, & de fi agréable que la fituation
de Conftantinople. Quel dommage
que cette Ville foit fi mal bâtie, &
qu'il n'y ait pas une feule belle place !
Mais comme je l'ai déja obfervé, les
Turcs n'aiment pas les belles Maifons;
il y a feulement quelques reftes de ces
vieux monumens que Conftantin le
Grand y avoit fait apporter de Rome,
quoiqu'ils foient en très-petite quantité je craindrois de vous ennuyer, fi
je vous en faifois le détail, je vais
vous parler de ceux qui m'ont paru
les plus remarquables.

Dans l'ancien Carouzel on voit une
colomne, au haut de laquelle font
deux ferpens d'airain ; à l'extrêmité
de la place eft une obelifque (*a*) d'une

____

(*a*) Les obélifques font des colomnes quar-

beauté admirable ; on y voit encore deux colomnes fort anciennes ; l'une eſt placée proche de l'endroit où j'é-tois logé, & l'autre eſt dans une pla-ce que les Turcs appellent, *Aratba-ſar*, c'eſt-à-dire, le marché aux fem-mes ; celle-ci reſſemble bien plus à un limaçon qu'à une colomne, elle eſt taillée en viſſe depuis le haut juſques-en bas, au moins elle m'a paru telle, l'Hiſtoire d'une action mémorable d'un certain *Archadius* y eſt gravée tout au tour, on dit que c'eſt lui qui l'a élevée, & que ſa Statue a été pla-cée deſſus pendant fort long-tems. Celle qui eſt dans (*a*) la place oppo-ſée eſt de huit pierres de porphire, ſi bien jointes, qu'elles ſemblent n'en faire qu'une, ainſi que le Peuple le croit ; d'ailleurs, elle eſt ceinte d'une guirlande de laurier qui tourne tout

rées ou rondes, mais finiſſantes toutes en pointe, & remplies de tous les côtés de carac-teres hyéroglyphiques & myſtérieux ; ces eſ-peces de monumens étoient conſacrés au So-leil, le premier obéliſque fut élevé par un Roy d'Egypte vers l'an 1422. avant J. C.

(*a*) C'eſt dans cette Place que logent or-dinairement les Ambaſſadeurs des Roys, ceux des Républiques ont leur Hôtel dans un autre quartier.

autour jufqu'au haut, & qui empêche que ceux qui font au pied, n'apper-çoivent la jonction des pierres. Les fréquents tremblemens de terre ce-pendant l'ont tellement ébranlée, joints au dommage qu'elle a reçû d'un incendie arrivé tout auprès, que l'on a été obligé d'en refferrer les pierres qui s'étoient ouvertes, avec des liens de fer, appréhendant qu'elle ne tombât. On dit qu'autrefois on avoit mis deffus la Statue d'Apollon, qu'enfuite on y mit celle de Conftan-tin, qu'après on y plaça celle de Theodoze le vieux ; ce qu'il y a de certain, c'eft qu'il n'y en a aucune préfentement; elles font tombées fuc-ceffivement ou par l'impétuofité des vents, ou par les tremblemens de terre, ou les Turcs les ont retirées... Voici une Hiftoire que quelques Grecs m'ont rapporté de l'obelifque dont je vous ai parlé.

Ils m'ont dit que cet obelifque étant tombé de deffus fa bafe, étoit refté long-tems par terre ; mais que fous le régne d'un des derniers Empereurs, il s'étoit trouvé un Architecte qui avoit entrepris de le remettre à fa place. Voici ce qui arriva: Cet homme avant de mettre la main à l'œuvre, commença par convenir de son salaire, ensuite il dressa toutes ses machines; mais après avoir fait ses derniers efforts il s'en falloit de deux doigts que l'obelisque ne fut assez élevé pour pouvoir être placé sur sa base, pour lors tous les spectateurs se mirent à faire mille éclats de rire mocqueurs; l'Architecte ne s'en intimida point, & voyant qu'il ne pouvoit réussir de cette façon se servit d'un moyen plus simple & plus naturel que son industrie lui fournit dans le moment. Il se fit apporter une grande quantité d'eau, dont il mouilla les cordes auxquelles l'obelisque étoit attaché & qu'elles tenoient suspendu, ces cordes ainsi mouillées se roidirent, se racourcirent, se resserrerent, & eleverent l'obelisque à la hauteur qu'il falloit; par-là il réussit, & mérita les applaudissemens de tout le Peuple.

J'ai encore vû à Constantinople plusieurs bêtes sauvages de différente espéce, comme des Linx, de ces espéces de Chats qui n'habitent que les Bois, des Pantheres, des Leopards & des Lyons, ceux-ci étoient si fami-

liers & si bien aprivoisés, que leur maître ayant jetté en ma présence, à chacun une Brebis, ils souffrirent qu'il
les leur retira de la gueule, se con-
tentant d'un peu de leur sang avec
lequel il leur frotta le nez.

J'ai vû encore un Eléphant jeune
& très-beau, mais celui-ci étoit un
peu plus admirable que ces Lions.
Il dansoit & jouoit à la paume. Je
m'imagine que ceci va vous faire
pâmer de rire. Quelle merveille direz-vous ? Un Eléphant danser &
jouer à la paume ; au reste où seroit
le miraculeux ? Pline dit bien que
Seneque en avoit deux, dont l'un
dansoit sur la corde, & l'autre sça-
voit fort bien le Grec. Mais écoutez
un moment, ne me jugez pas encore menteur, ou n'allez pas vous
imaginer des choses trop singulié-
res ; je vais vous expliquer ce mystere. Lorsque le Maître de cet Eléphant lui disoit de danser, il remuoit
les pieds les uns après les autres, &
faisoit certains mouvemens qui dé-
notoient qu'il vouloit danser. Voici
comme il jouoit à la paulme : sa trompe lui servoit de raquette, avec elle
il recevoit la bale & la renvoyoit...,

Si vous croyez que ceci ne foit pas
fuffifant pour que l'on puiffe dire que
cet Eléphant danfoit & jouoit à la
paulme, pour moi je ne peux rien y
ajouter, je laiffe le foin à un autre
de vous en faire une Hiftoire plus
complette.

Il y avoit encore dans cette Mé-
nagerie (*a*) un Giraffe, mais il s'étoit
laiffé mourir quelques jours avant
que j'arrivaffe ; je fus affez curieux
pour le faire déterrer, cet animal eft
beaucoup plus haut du devant que
du derriere, & femble n'être propre
ni à porter un homme ni aucun autre
fardeau.

Je me ferois reproché ma pareffe,
& mon peu de curiofité, fi étant auffi
près du Pont que j'en étois je ne
l'euffe pas vû, d'autant mieux que
j'avois tout le tems qu'il me falloit
pour en faire le trajet, & que je m'en
étois formé une grande idée , par la
difficulté que les anciens avoient eu
de le voir, ils difoient qu'elle n'étoit

(*a*) Le Giraffe eft de la grandeur du Cha-
meau, & a la peau mouchetée comme celle
du Tigre ou du Léopard, comme il tient de
ces deux fortes d'animaux, les Latins l'appellent d'un nom compofé *Camelopardalis*.

pas moins grande que celle d'aller à
Corinthe (*a*): m'étant donc embarqué
fous les plus heureux préfages, j'arrivai à bon port.

La premiere chofe que je vis fut
les Maifons de plaifance du Grand

(*a*) Corinthe eſt une Iſle de la Grece, elle étoit
autrefois très puiſſante ; elle eſt ſituée au territoire du Péloponeſe , entre le Golfe de Le-
pante & celui d'Angiar ; pluſieurs Auteurs
diſent qu'elle fut bâtie vers l'an du monde
2616. elle a porté différens noms , celui
qu'elle a retenu juſqu'aujourd'hui lui a été
donné par Corynthus fils de Pelops.

Siſiphe & ſes deſcendans ont été Roys de
Corinthe juſqu'à ce que les Héraclides , iſſus
d'Hercule , s'en ſoient emparés ; les Corin-
thiens enſuite ſe ſont laſſés du Gouvernement
deſpotique ; ils ont détrôné leur Roy , & lui
ont ſubſtitué un Magiſtrat annuel : cette forme
de Gouvernement a ſubſiſté juſqu'en 3908.
& en ce tems les Romains la mirent ſous leur
puiſſance ; depuis la chûte de cet Empire , elle
a été pendant quelque tems aux Vénitiens ;
enfin Mahomet II. Empereur des Turcs la
prit l'an 1458. & elle leur eſt reſtée.

De toutes ſes antiquités on n'y voit plus
que quelques colomnes d'un Temple conſa-
cré à Venus , & quelques reſtes du Palais où
logeoit la belle Laïs, c'eſt elle qui a donné lieu
au proverbe ; mais s'il n'étoit pas permis à tout
le monde de mouiller dans cette Iſle , lorſque cette Courtiſane y étoit dans le printems
de ſes beaux jours, il n'eſt pas permis non plus
aujourd'hui à tout le monde d'en dire la raiſon.

Seigneur, qui font fort belles; je remarquai fur la porte de la premiere l'hiftoire de la fameufe bataille deSoliman
(*a*) avec Ifmael Roy des Perfes, fculp-
tée en piéces rapportées avec tant d'art
& de juftefle, qu'il fembloit que cela
fut naturel ; mais rien ne me parut
plus beau que les promenades du
Prince, ce font des vallées charman-
tes, que la nature a pris foin d'embel-

(*a*) Ifmael I. de ce nom, fils de Scheik-
Haidar, & de la fille d'Ufumcaflan, rétablit
le royaume des Perfes en 1499. il ne vint à
bout d'une fi grande entreprife qu'en per-
fuadant aux peuples qu'il defcendoit d'Ali,
gendre de Mahomet leur Prophête ; cette al-
liance lui fit porter la main à l'encenfoir,
il ajoûta fes pieufes réfléxions à l'alcoran, &
trouvant dans celui-ci quelques Chapitres ou
trop obfcurs ou de morale trop févere, il
leur donna des interprétations qui les rendoient ou plus clairs ou plus faciles à prati-
quer ; il infera à la fin de l'alcoran fes ouvrages & les propofa, les Perfes reçurent avec
refpect cette réforme dans leur doctrine, &
l'ont toujours obfervée depuis, c'eft ce qui les
a féparés des Mahométans Turcs, ces deux
Nations fe traitent maintenant *d'hérétiques* ré-
ciproquement.

Ifmael après avoir foutenu de longues guerres contre les Turcs, mourut en 1522. les
peuples lui donnerent le nom de *Sophi*, qui
veut dire fage. Ses fuccefleurs ont continué
de fe faire appeller de ce nom.

lir bien plus que l'art ; je fus fi en-
chanté à la vûe de ces lieux fi agréables, que je m'écriai : oüi c'eft-là le
féjour des Dieux ! la demeure des
Mufes! c'eft-là cette terre heureufe,
qui ne devroit être que pour les hommes qui penfent , pour les vrais phi-
lofophes! hélas! quel dommage que
de fi beaux endroits ne foient pas ha-
bités par des peuples civilifés , je le
répete encore , ils femblent en porter le deüil, mais ce n'eft pas feulement le Pont qui gémit fous la barbare domination des Turcs , c'eft
Conftantinople elle-même , ou plûtôt c'eft toute la Grece , ce pays autrefois fi floriffant , qui joignoit au
plus beau climat qu'il y ait fous le
ciel, ces grands hommes dont la poftérité doit à jamais refpecter la mémoire , c'eft d'eux de qui nous vient
l'invention des arts , le goût pour les
fciences & pour les belles Lettres ;
ce font eux qui nous ont polis & hu-
manifés ; quelle eft la force des droits
que de fi grands avantages ont acquis
à ce pays fur le refte du monde ? La
nature entiere ne devroit-elle pas fe
rendre fenfible aux gémiffemens qu'il
femble faire , & lui donner du fecours

contre la férocité de ceux qui le tiennent captif? c'est envain qu'il pousse
des soupirs, les Princes Chrétiens,
qui seuls pourroient le secourir, font
sourds à ses cris , d'autres soins les
occupent, & en effet; les fers que les
Turcs font porter avec tant d'inhumanité à toute la Grece , font-ils plus
péfans que ceux dont nos vices nous
chargent, tantôt c'est le luxe , le plaifir, la crapule qui nous dominent,
tantôt l'orgueil, l'avarice ou la jalou-
fie ; ceux-ci fe plaifent dans les querelles , dans les conteftations ; ceux-
là ne refpirent que haine & vengeance ; enfin ces vices tiennent tellement nos efprits enchaînés, que nous
ne méditons rien de grand, rien de
noble , nous rampons fur la terre ,
nos cœurs & nos yeux y font attachés , & jamais nous ne penfons à les
lever vers le Ciel.

Mais fi la vertu & l'amour de la
gloire ne peuvent nous animer &
nous infpirer des fentimens plus nobles , au moins notre interêt, qui eft
aujourd'hui le premier & le prin-
cipal motif de nos actions , devroit nous faire faire des efforts pour
dépouiller cette nation du plus beau
& du plus riche pays du monde , puif-

qu'elle fe rend indigne de le poſſéder par ſa barbarie. Nous fermons bien les yeux ſur les dangers qu'il y a à tra-verſer des mers immenſes pour aller (*a*) dans les Indes & aux Antipodes; c'eſt que là, notre peu de courage ne s'arme point contre notre avarice, la proie s'offre d'elle-même, il ne faut point verſer de ſang, ceux que l'on dépouille ſont des hommes foibles,

(*a*) Les Indes ſe diviſent en deux, l'Inde Orientale, qui eſt une grande région d'Aſie; l'Inde Occidentale, appellée communément l'Amérique. Dans l'Inde Orientale, il y a plu-ſieurs Royaumes, celui de Bengale, de Siam, de Malaca, de la Cochinchine, & d'autres; c'eſt auſſi dans l'Inde Orientale que ſont les Etats du Grand Mogol. Les Portuguais ſous le regne de Jean I. ſont les premiers qui ayent découverts ce grand pays; les rivieres qui coupent & qui ſerpentent, l'Inde Orien-tale, portent à ſes Habitans une grande quantité d'or, & la Mer leur jette ſur ſes bords quan-tité de perles & de pierres précieuſes. V. Da-vity, Inde Orientale, il en dit des choſes merveilleuſes, & en fait un ample détail. Antipodes eſt le nom que les Géographes donnent à cette partie de la terre, qui eſt diſ-tante de l'autre partie de tout le diamétre de la Sphère; l'une eſt dans la nuit, tandis que l'autre jouit du jour; les ſaiſons & les heu-res ſont contraires dans l'une & l'autre, elles ont la même elévation de pole, mais de pole oppoſé. V. Audiffret, Géographe, tom. 1.

simples, sans artifices ; que dire ! c'est
l'or que l'on cherche & non pas la
gloire. Que nos peres penſoient bien
différemment ! ce n'étoit pas l'amour
du gain, la paſſion des richeſſes qui
les faiſoient courir au loin les armes
à la main, ils laiſſoient ces ſentimens
aux ames communes, aux Marchands;
c'étoit l'envie d'acquérir de la vertu,
& par-tout où ils pouvoient donner
du ſecours aux malheureux , & exercer leur charité, ils y voloient; l'honneur étoit la ſeule récompenſe qu'ils
cherchaſſent dans les entrepriſes les
plus périlleuſes. En fut-il jamais un
qui après une campagne retournât
chez lui chargé d'or & d'argent? la
gloire les précédoit, & les lauriers
faiſoient tout leur butin ; mais que
ceci ne ſoit dit qu'à vous, je ſens que
ces réfléxions ne ſeroient pas du goût
de notre ſiécle, & je ne veux déplaire
à perſonne, cependant je vois le danger près de nous, & ſi la gloire n'a
pû nous faire prendre les armes, la
néceſſité pour défendre nos vies &
notre liberté nous y contraindra.

Je reviens au Pont que les Turcs
appellent *Caradenis*, c'eſt-à-dire Mer
noire ; cette Mer ſe diviſe en pluſieurs

petits bras, & va fe décharger dans le Bofphore de Thrace ; celui-ci eft fi rapide que quoiqu'il faffe plufieurs tournans, on ne met cependant qu'un jour pour le defcendre jufqu'à Conftantinople, où il tombe dans la Propontide par plufieurs petits détroits.

Dans l'endroit où cette Mer noire fe joint au Bofphore, on voit au milieu un rocher, fur lequel eft affife une colomne avec fa bafe, on y lit encore le nom d'un certain Octavius Romain, qui eft écrit en latin.

Sur le rivage eft une Tour extrêmément élevée, au haut de laquelle eft un fanal pour éclairer les vaiffeaux qui paffent, les Turcs appellent cette Tour Phare, (*a*) à quelques pas de-là il y a un petit fleuve qui va fe décharger dans la Mer, fur les bords duquel nous avons ramaffé des pierres qui n'étoient guères moins belles que les onix & les fardoines, fi elles étoient bien taillées elles auroient autant d'éclat.

(*a*) C'eft auffi le nom que nous lui donnons, il vient d'une Ifle dans la baffe Egypte que l'on appelle Phare, dans laquelle il y a une Tour, & toujours du feu au haut pour fervir de guide aux vaiffeaux qui paffent.

Un peu au-deſſus de l'embouchure de la Mer noire avec le Boſphore, on me montra le détroit par où (*a*) Darius fit paſſer ſon armée en marchant contre les (*b*) Scytes Européens.

(*a*) Darius I. de ce nom, fut élu Roy des Perſes l'an du monde 3483. après avoir pris Babilone & fait pluſieurs autres expéditions, il tourna ſes armes contre les Scytes. Ceux-ci étoient entrés dans la Médie, & y avoient exercé toutes ſortes d'hoſtilités ; Darius les attaqua avec une armée de ſept cens mille hommes, ſans y comprendre une flotte de ſix cens voiles; il fit bâtir un Pont ſur le Boſ-phore de Thrace pour paſſer dans la Scythie, cette expédition ne lui fut pas auſſi heureuſe qu'il ſe l'étoit promis, il y perdit beaucoup de monde ; enfin il crût qu'il y avoit du danger de s'expoſer en perſonne avec toutes les forces de ſon Empire, il s'en retourna en Perſe, & laiſſa ſeulement quatre-vingt mille hommes, dont il donna le Commandement à Mégabiſe ; ce grand Capitaine fut auſſi heureux que ſage, avec ſa petite troupe, il battit les Scytes, les chaſſa de leur pays, & fit trembler toute la Grece par la rapidité de ſes Conquêtes.

(*b*) Les Scytes étoient des gens robuſtes, d'une taille avantageuſe, endurcis au travail & à la guerre, féroces, cruels, & peu pro-pres à la ſociété, même parmi ceux de leur Nation ; ils ont reſté long-tems ſans avoir de demeure fixe, ils erroient dans les déſerts, avec eux ils menoient leurs femmes, leurs enfans & leurs troupeaux; ils n'avoient aucun uſage de

Au milieu environ des deux bras du Bosphore, il y a deux Forteresses, dont l'une est en Europe, & l'autre du côté opposé en Asie, les Turcs s'étoient rendu maitres de celle-ci long-tems avant qu'ils fissent le siége de Constantinople, & Mahomet ayant pris la premiere quelque tems avant d'entrer dans cette Ville, l'avoit fait fortifier de plusieurs Tours ; * celle-ci sert de prison aux Captifs de distinction, c'étoit dedans que ces Barbares avoient mis *Lazare*, chef d'une flotte Espagnole qu'il conduisoit en Epire, & qui fut faite prisonniere avec lui ; ils l'en retirerent à différentes reprises, sans qu'on ait pû en sçavoir la raison ; enfin ils le conduisirent dans une autre où il fut empalé tout vif. Le courage & la fermeté avec laquelle il souffrit de si grands tourmens surpasserent de beaucoup

l'or & de l'argent; ils étoient vêtus de peaux de bêtes sauvages, & n'étoient sujets à aucunes loix, cependant ils punissoient rigoureusement le larcin. V. Hérodote, liv. 6.

Busbec les appelle Scytes Européens, parce qu'ils étoient en Europe lorsque Darius vint leur faire la guerre.

* C'est celle que l'on appelle aujourd'hui la prison des Sept Tours.

la cruauté de ses bourreaux.

Vous vous attendez sans doute que je vous parlerai ici de ces Isles ambulantes que l'on appelle (*a*) Cyanes ou Symplégades ; je vous avoue de bonne foi, qu'étant dans le lieu où on dit qu'elles faisoient leur demeure ordinaire, je n'ai rien vû qui leur ressemblât, peut-être y suis-je resté trop peu de tems pour y faire attention, ou peut-être que dans ce tems-là même elles étoient allé camper ailleurs, mais donnez-vous la peine de lire *Pierre Gillius*, qui a fait une recherche exacte de toutes ces sortes d'Histoires, & vous satisferez votre

(*a*) Cyanes ou Symplégades sont deux petites Isles que le voyage des Argonautes a rendu fameuses ; elles ont été nommées Planettes ou Errantes.

Ce n'étoit cependant à proprement parler que deux Rochers qui étoient séparés l'un de l'autre par un bras de mer large environ de vingt stades ; ce peu de distance fait que quand on s'en éloigne, il semble qu'elles marchent l'une à l'autre, qu'elles s'entrechoquent, & qu'elles se joignent ; cette apparence a donné lieu aux Poëtes de feindre que les Argonautes coururent un grand danger en passant ce Détroit, parce que pour lors les Symplégales étoient dans une grande agitation.

curiosité ; pour moi je me contente de vous dire en peu de mots ce que j'ai vû.

Je sortirai cependant de mon dessein, seulement pour vous faire remarquer combien (*a*) Polibe se trompe quelquefois dans ses observations. Il prétend avoir prouvé par des argumens invincibles, que l'entrée du Pont seroit dans la suite comblée par des bancs de sable & par le Limon que le Danube & (*a*) le Boristhene y entraîneroient, que l'on ne pourroit plus par consequent entrer dans le Port, & que les embarquemens que l'on feroit pour y aller, seroient totalement inutiles. Cependant la mer du Pont est aujourd'hui aussi navigable

(*a*) Polybe étoit né dans la Grece, à Mégalopolis Ville de l'Arcadie ; il fut envoyé en Ambassade à la Cour de Ptolomée Epiphane.

Les Sçavans font grand cas de son Histoire, elle contient tout ce qui s'est passé de remarquable depuis le commencement de la guerre Punique jusqu'à celle de Macédoine, ce qui renferme l'espace de 53 ans environ. Le Pape Nicolas a le premier publié ses œuvres.

(*b*) Le Boristhene, ou le Niéper, est un des plus grands fleuves de la Scythie, il n'est pas vrai que ce ne soit qu'un Lac, comme le dit Pline.

qu'elle l'étoit du tems de Polibe ; ceci doit vous faire voir que souvent le tems & l'expérience nous fournissent des moyens pour réfuter des sentimens, qui d'abord paroissoient être sans replique ; qui ne disoit pas autrefois que les terres qui sont sous (*a*) la Zone torride étoient inhabitables ? il est néanmoins constant par le témoignage de ceux qui y ont voyagé, qu'elles sont autant peuplées que l'est notre hemisphere ; les chaleurs n'y sont pas aussi grandes qu'on se l'imaginoit. Dans le tems que le soleil darde ses rayons le plus perpendiculairement, qui est le tems le plus chaud, pour lors il tombe des pluies en abondance qui rafraichissent & tempérent l'air, & le rendent soutenable.

A mon retour du Pont à Constan-

(*a*) Zone est une partie du globe terrestre, qui est diversement appellée selon la différente température de l'air que l'on y respire ; on divise le globe en cinq parties, qui font chacune une Zone ; sçavoir la Zone torride, les deux Zones temperées, & les deux Zones glaciales. La Zone torride est sous l'équateur renfermée entre les deux tropiques, par conséquent le chaud y est excessif. V. Mallet, Description de l'Univers, ou Audiffret, Géographe, tom. 1.

tinople, je trouvai des ordres de Soliman, qu'il avoit addreſſés au Gouverneur de la Ville, il lui mandoit de me
faire paſſer en Aſie, & que j'allaſſe le
trouver à Amazia. Auſſi-tôt que le
Gouverneur m'eut fait ſçavoir les intentions de ſon Maître, je fis préparer
tout ce qui étoit neceſſaire pour mon
voyage, on me donna des guides, &
le 9 de Mars je partis pour (*a*) la Natolie.

Le premier jour de notre route,
nous n'allâmes que juſqu'à Scutarie;
jadis c'étoit une Ville, ce n'eſt plus
qu'un hameau, qui eſt bâti ſur la côte
d'Aſie, vis-à-vis de l'ancienne Bizan-
ce; on croit que c'eſt-là ou un peu au-
deſſus, que les Calcenodiens bâtirent
la Ville dont je vous ai parlé. Les
Turcs ne voulurent pas paſſer outre,
ils dirent que pour un premier jour
de marche nos équipages avoient fait
aſſez de chemin; ils ajouterent une

(a) La Natolie eſt l'Aſie mineure, elle eſt
bornée au Septentrion par le Pont-Euxin, au
midi par la Méditerranée, à l'Orient par l'Arménie; elle comprend le Pont, la Cappadoce, la petite Arménie, la Lycarnie, la Cili-
cie, la Pamphilie, & un autre petit pays;
elle eſt arroſée par l'Euphrate. La Natolie eſt
ce qu'on appelle la Turquie en Aſie.

autre raison qui me parût bien meilleure, c'est que, disoient-ils, nous aurons moins de chemin à faire s'il faut retourner à Constantinople pour y chercher ce que nous pourrions nous souvenir d'y avoir oublié.

Le lendemain nous partîmes de Scutarie, & nous entrâmes dans des campagnes pleines d'aromates, qui exhaloient une odeur très-agréable; nous vîmes dans ces champs une grande quantité de tortues fort grosses, nous en eussions pris sans la crainte de déplaire à nos chers conducteurs; imaginez que si par hazard ces pauvres idiots en eussent touchés une, ou qu'ils eussent vû qu'on en eût servi sur notre table, je ne sçai s'ils auroient trouvé assez d'eau dans la plus grande mer pour se laver de la tâche dont ils auroient crû leur pieuse ame soüillée, ainsi au moyen de leur superstition, qui est commune en cela aux Grecs, tout ce Pays est rempli de tortues, elles y croissent & se multiplient dans une paix que rien n'égale. Personne ne leur fait la guerre, & elles ne la font à personne; je ne pûs cependant m'empêcher d'en prendre une à cause de sa singularité, elle avoit deux têtes; (a) je ne la gardai vivante que deux jours, peut-être l'aurois-je confervée plus de tems fi j'en avois eû plus de foin; nous allâmes coucher ce jour-là dans un Village que les Turcs appellent *Cartali*.

Ne foyez pas furpris fi je vous nomme tous ces endroits où nous avons paffé dans ce voyage, j'ai même deffein de les écrire, il pourroit arriver que dans la fuite ce foin fera de quelque utilité, car je ne crois pas que perfonne de notre Nation ait fait le chemin de Conftantinople en Afie.

De *Cartali* nous allâmes à (*b*) Ge-

[*a*] Ces fortes d'animaux ne font pas rares, on en voit dans les Chats, les Chiens, les Veaux, l'Homme même.

[*b*] Gébife eft l'ancienne Libiffa, Ville de Bithynie, & peu éloignée de la Propontide; elle n'eft pour ainfi dire connue que parce qu'Annibal le Grand y termina fes jours.

La Bataille de Zama qu'il perdit contre Scipion, l'obligea de fe retirer en Afie; il effaya d'engager Prufias Roy de Bithynie dans la même guerre, mais ce Prince moins belliqueux que n'étoit Annibal, & plus ami des Romains qu'ennemi, rejetta fes propofitions; pour lors, Annibal perdit toute efpérance, il fe retira à Libyffa, qui n'étoit en ce tems-là qu'un Château, & craignant que Prufias ne le trahît, & le livrât aux Romains, il s'empoifonna, & mourut.

bife, cette Ville a le plus beau point
de vuë du monde ; d'un côté elle domine fur la mer, & de l'autre on voit
à découvert Nycomedie & fes belles
avenues de cyprès, qui font d'une
groffeur & d'une hauteur extraordinaire. De Gebife, qui étoit la qua-
triéme journée de notre marche, nous
allâmes à Nycomedie, Ville autrefois
très-celébre & fort ancienne ; je n'y
vis rien de remarquable, excepté des
ruines & des morceaux de quelques
colomnes qui confervoient encore des
reftes de leur ancienne beauté ; fa Citadelle, qui eft bâtie fur une colline,
fubfifte dans fon entier. On me dit
que quelque tems avant que nous y
arrivaffions, on avoit trouvé enfeveli
dans la terre une longue fuite d'un mur
de marbre blanc, je crois que c'étoit
les démolitions du Palais des Roys de
Bithinie.

(a) De Nycomedie nous allâmes

---

[a] Nycomédie eft dans l'Afie, elle a pris
fon nom de Nycomede Roy de Bithinie,
elle portoit autrefois celui d'Olbia, parce
que la Nymphe de ce nom en avoit jetté les
premiers fondemens ; cette Ville eft fort
grande & bien peuplée ; il y a dans prefque
toutes les ruës des colomnes fur lefquelles
dans

dans un hameau que l'on appelle *
Kazocli ; pour y arriver nous fûmes
obligés de grimper fur le fommet d'u-
ne montagne, derriere laquelle il eſt
fitué. De-là nous allâmes (*a*) à Nicée,
il étoit près d'une heure après minuit
quand nous y arrivâmes, & ce ne fut
pas fans peur : Voici l'hiſtoire.

A une demie lieue environ de la

on voit encore des Inſcriptions du tems des
Romains.

* Kazocli , ou dans la Langue Françoiſe
Kars, a pris fon nom de la riviere de Kars
qui en eſt proche ; c'étoit autrefois une très-
grande Ville , mais qui a toujours été mal
peuplée. Busbec a raiſon de dire que ce n'eſt
plus qu'un hameau ; c'eſt-là le rendez-vous
que le Grand Seigneur donne à fes Troupes ,
quand il va faire la guerre aux Perſes.

[*a*] Nicée que les Turcs appellent aujour-
d'hui *Iſnich* , eſt une Ville ancienne de Bythi-
nie ; plufieurs Auteurs croyent qu'Antigonus
Roy d'Afie l'a fondée , & cela parce qu'elle
a porté le nom d'Antigona. Celui de Nicée
lui a été donné par Nicea femme de Lyma-
ficus, l'un des fucceſſeurs d'Antigonus ; cette
Ville eſt célebre par les deux Conciles généraux qui s'y font tenus , l'un en 325. fous le
Pontificat de S. Sylveſtre, & ce fut pour
condamner Arius & fa Doctrine ; l'autre en
787. fous le Pape Adrien I. contre les Ico-
noclaſtes. Cette Ville eſt grande , on y voit
encore beaucoup de reſtes de l'antiquité
Payenne & Chrétienne,

Tom. I.   **M**

Ville, j'entendis un grand bruit qui
me sembloit être celui que des hommes font quand ils sont en dispute &
qu'ils en viennent aux mains ; je demandai à nos Turcs ce que c'étoit, d'a-
bord je crûs que c'étoit quelque em-
buche, ou comme nous étions proche
de la mer, que ce pourroit être aussi
des Matelots qui se mocquoient de
nous, ou qui vouloient nous effrayer,
parce que l'on n'est pas accoutumé
dans ce Pays de marcher pendant la
nuit : voyez comme je me trompois,
les Turcs me dirent que c'étoit l'hur-
lement de certains animaux qu'ils appellent *Ciacales*. Ces *Ciacales* sont une
espece de loups, dont la grosseur tient
un milieu entre celle du renard & du
loup commun ; ils ne le cédent point
aux uns & aux autres en finesse & en
voracité, ils marchent toujours par
bandes, & n'attaquent jamais les hommes ni les grands troupeaux, c'est
par ruse & non par force qu'ils cherchent de quoi vivre ; aussi les Turcs
appellent-ils *Ciacales* tous les Asiatiques & tous les autres hommes par
qui ils ont été trompés. Souvent
ces animaux passent la nuit ou dans
les cabanes ou dans les maisons
dans lesquelles ils se glissent si adroi-

tement, que l'on ne s'en apperçoit pas non plus que de leur fortie; là ils mangent tout ce qui leur tombe fous les dents, & lorfqu'ils ne trouvent point de chair, ils rongent les fouliers, les bottes, le fourreau de l'épée & le ceinturon. Leur adreffe à voler eft fans égale; il arrive cependant quelquefois qu'ils fe trahiffent eux mêmes : voici le cas: un de la troupe fera dehors pour faire la garde, tandis que les autres font ou dans la bergerie ou dans la maifon; fi quelqu'un paffe, & que la fentinelle entende du bruit, il fe met à hurler pour avertir, les autres occupés de leur larcin, fans penfer qu'ils font au milieu des ennemis, lui répondent & hurlent auffi, pour lors tout le monde fe reveille, chacun court aux armes, & on fait un très-mauvais parti à ces voleurs publics.

Ce ne fût donc qu'une fauffe allarme ; nous arrivâmes à Nicée fans qu'il nous furvint d'autre peur après celle-ci, nous y féjournâmes, & je crois avoir logé où s'eft tenu un des deux Conciles Généraux de ce nom. Cette Ville eft fituée fur les bords d'un fleuve, que l'on nomme (*a*) Afcagne,

[*a*] Afcagne Yulus étoit fils d'Enée, il a

les fortifications fubfiftent encore, &
fes portes font bien fermantes ; il n'y
en a que quatre, & que l'on voit du
milieu de la Place, fur lefquelles il y a
de vieilles infcriptions en latin, qui
dénotent que c'eft l'Empereur Antonin * qui l'a fait rétablir. Il y a
encore quelques reftes de ces beaux
bains que l'on prenoit dans l'eau
chaude ; je fus curieux de les voir, &
lorfque j'y allai, j'y trouvai des Turcs
qui les creufoient pour en arracher
une groffe pierre qui devoit fervir à
une mofquée que l'on bâtiffoit à Conftantinople ; ils trouverent en ma préfence la ftatue d'un Soldat tout armé,
qui n'avoit rien perdu de fa beauté ;
mais à peine ces hommes groffiers
l'eurent-ils fortie de la foffe, qu'ils la
briferent à coups de marteaux ; je

fondé la Ville & le Royaume d'Albe la Longue, il a auffi donné fon nom à plufieurs
fleuves, comme à celui-ci.

* Il eft vrai que l'Empereur Antonin a fait
réparer quelques Villes ruinées, dans l'Orient,
en Afrique, & dans les Gaules, mais après
avoir confulté prefque tous les Hiftoriens de
ce tems, je n'ai trouvé dans aucuns qu'il en
ait fait réparer dans l'Afie. Busbec probable-
ment n'a pas lû avec affez d'attention ce
infcriptions, & il fe trompe.

leur en fis des reproches si vifs, qu'ils
me répondirent quelques injures, &
d'autres me tournerent en ridicule,
me demandant d'un ton railleur si
j'aurois voulu adorer cette statue,
ainsi que c'étoit la coutume parmi les
Chrétiens.

De Nicée nous allâmes (*a*) à Jenizar, de Jenizar à Ackbyuck, de-là à
Bazargyk, de Bazargyk à Bosovick,
qui est situé dans une gorge très-étroi-
te d'une montagne ; depuis Nicée
jusque-là, c'en est une chaîne continuelle, nous logeâmes là dans un Hôpital ; au-dessus de la Ville on voit
une fort grosse pierre creusée en quar-
ré, au fond de laquelle il y a des ca-
naux qui aboutissent au grand chemin. Les anciens Habitans du canton
remplissoient de neige autrefois pendant l'hyver cette espece de citerne,
qui venant à se fondre en été, désal-
teroit les passans.

Les voyageurs devoient sçavoir bon
gré à ceux qui par cette industrie
avoient trouvé lieu de suppléer à une
fontaine qu'ils auroient désirée en vain;

____

[*a*] Plusieurs Géographes croyent que Jé-
nizar est l'ancienne Pella, qui fut le lieu de
la naissance d'Alexandre le Grand.

mais je ne penſe pas que leur reconnoiſſance dût être auſſi grande que
les Turcs ſe l'imaginent, ils croyent
que ces ſortes de ſecours, qui ſont en
eux-mêmes de peu d'importance, ſont
au contraire de grandes charités ; il
leur ſuffit qu'ils ſoient pour le public,
dès-lors ils s'en font un très-grand
merite.

Aſſez près de-là ſur la droite, on
voit Ormanlik, c'eſt un Château où
ſe retira cet *Ottoman*, qui a donné
ſon nom à la Maiſon Ottomane, &
qui l'a ſi fort illuſtrée par beaucoup de
belles actions.

De ces détroits où nous marchions
depuis pluſieurs jours, nous deſcen-
dîmes dans des plaines très-vaſtes,
déſertes, ſans Villages ni maiſons;
après que nous y eûmes marché tout
le jour, je fus obligé de faire tendre
ma tente, & je paſſai la nuit deſſous.
Je ne trouvai que ce moyen pour me
garantir un peu des chaleurs qui ſont
exceſſives dans ce Pays ; le lieu où
nous campâmes cette nuit-là, s'appelle *Chiauſada* ; je vis à quelque diſtance de notre quartier une maiſon
bâtie ſous terre, qui ne reçoit de lumiere que par la cave.

C'eſt dans ces plaines que ſont ces chevres, dont le poil ſert à faire les camelots undés, il eſt extrêmément long, très-fin & reluiſant ; les bergers ne le tondent point, ils peignent ſeulement leurs chevres, & on file ce qui tombe de leur toiſon ; ſouvent on les lave, elles ne paiſſent que du chiendent, qui eſt la ſeule herbe qui croît dans ces campagnes ſéches & ſteriles. Il eſt certain que cette eſpece de pâture contribue beaucoup à la fineſſe de leur poil ; on a éprouvé qu'après en avoir conduit ailleurs, le changement de nourriture en avoit auſſi apporté dans leur toiſon, & que les pêtits qui y naiſſoient, paroiſſoient être d'une eſpece differente de celle de leurs meres. Les femmes qui filent ce poil, le portent vendre à Ancyre.

C'eſt encore dans ces plaines où ſont ces ſortes de brebis, dont la queuë eſt ſi groſſe & ſi graſſe, que l'on en trouve du poids de trois livres, de quatre, quelquefois de huit & de dix. Celles qui ſont vieilles l'ont ſi peſante, que l'on eſt obligé de la mettre ſur une planche, à laquelle il y a deux petites roues ſur un aiſſieu, afin qu'elles

puiſſent la trainer, ne pouvant la porter. J'imagine que vous aurez de la
peine à me croire, cependant je n'exa-
gere rien (*a*); tout le prix de ces
queuës eſt dans la graiſſe qu'elles ont,
la chair en eſt dure & ſans goût.

Les bergers qui conduiſent ces
troupeaux paſſent les nuits comme les
jours dans les champs , ils menent
avec eux leurs femmes & leurs enfans dans des charretes qui leur ſervent de maiſon ; quelques - uns ont
cependant des petites tentes, ils er-
rent ainſi au loin & ſe répandent avec
leur fortune , tantôt ils vont dans des
plaines , tantôt ils montent ſur des
côteaux , tantôt ils deſcendent dans
les vallées, la ſaiſon & l'abondance
des pacages reglent leur marche &
décident de leur domicile.

J'ai vû dans ces cantons des oiſeaux
qni m'étoient inconnus juſqu'alors,
parmi leſquels il y avoit de cette eſpece de canard que l'on dit avoir un
cri ſemblable au ſon d'une trompette,
il eſt vrai qu'ils imitent cet air que
l'on eſt accoutumé de ſonner lorſque

[*a*] Ce fait eſt conſtaté par pluſieurs Auteurs ; voyez le Pere Labat, Jéſuite, Taver-
nier, Paul Lucas, & beaucoup d'autres.

l'arméé

l'armée marche en ordre de bataille.

Cet oiſeau eſt ſans aucune defenſe, & cependant ſi hardi & ſi courageux que les Turcs ſe ſont figurés qu'il donnoit de l'eſtroi aux diables , & qu'il leur faiſoit prendre la fuite ; il eſt grand ami de la liberté , rien ne lui plait où il ne la trouve pas ; quoiqu'on l'eût nourri pendant trois ans dans une baſſe cour , à lui faire faire une chere de Commiſſaire, il s'envoleroit encore après, ſi on lui en laiſſoit le pouvoir, il courreroit dans les marais goûter le plaiſir que la frugalité dans ſa patrie donne bien plus que l'abondance dans des terres étrangeres.

De *Chiauſada* où nous avions campé, nous allâmes à *Karaly*, delà à *Hazdengry*, enſuite à *Mazotthoy* où nous paſſâmes le fleuve Sangar pour entrer en Phrigie ; le premier endroit de cette Province où nous couchâmes fut à *Mahatli*, delà nous allâmes à *Zugli*, de *Zugli* à *Chilancyck* , à *Jalmchich* , à *Potughin*, & enfin nous arrivâmes (*a*)

[*a*] Ancyre dans la Galatie , eſt ſituée près de la Montagne d'Angouri ; c'eſt dans les plaines d'Ancyre que Pompée défit Mytridate Roy de Pont , & que Tamerlan Empereur des Tartares battit & fit priſonnier Bajazet I. ou

à *Ancyre*, que les Turcs appellent *Angur*, nous y reſtâmes un jour pour nous repoſer des fatigues que les grandes chaleurs nous donnoient plus que la route ; le chaud étoit ſi vif, que nous ne pouvions faire dans le jour que très-peu de chemin, ce qui chagrinoit aſſez nos conducteurs ; ils avoient appris que l'Ambaſſadeur du Sophi de Perſe étoit auſſi en chemin pour aller vers Soliman, & la curioſité ſans doute étoit ce qui leur faiſoit déſirer que nous arrivaſſions aſſez tôt pour voir l'entrée de cet Ambaſſadeur.

Dans tous ces Bourgs & petites Villes où je viens de vous dire que nous avions paſſés, nous n'y avons rien vû de bien beau & de bien curieux ; je me ſuis cependant arrêté dans tous pour y examiner des morceaux de colomnes & des vieilles pierres que j'ai trouvées dans les cimetieres. On voit encore ſur quelques-unes des reſtes d'inſcriptions en grec

connoît encore cette Ville ſous le nom d'Angouri ; il s'y eſt tenu pluſieurs Conciles ; le premier eſt de 314. les Canons de ce Concile appellent la Ville *Anquiram*, ce qui revient aſſez au nom d'Angouri ; ceci prouve même que dès ce tems-là elle le portoit indifféremment avec celui d'*Ancyre*.

& en latin , mais fi fortement muti-
lées, qu'il n'eſt pas poſſible de les lire;
c'étoit là à quoi je me récréois lorſque
nous étions arrivés dans l'endroit où
nous devions coucher ; quelquefois
j'allois reconnoître des plantes rares.

Ne croyez pas que c'eſt par hazard que ces pierres ſe trouvent dans
les cimetiéres des Turcs, ils les y portent pour en couvrir les foſſes dans
leſquelles ils mettent leurs morts, de
peur que les loups, les chiens & (*a*)
les hyenes ne les mangent , ce qu'ils
pourroient facilement faire ſans ces
groſſes pierres , parce qu'ils ne les
couvrent point de terre ; la raiſon
qu'ils en apportent eſt originale : ils
diſent, qu'après qu'ils ſont morts &
placés dans ces foſſes, le bon & le mauvais Ange ſe rendent auprès de leurs
cadavres : celui-ci pour accuſer le
mort en lui demandant un compte ſe-

[*a*] Pline dit que la Hyene eſt un an mâle ,
& l'année ſuivante fémelle ; il eſt ſurprenant
que Busbec n'en diſe rien. Bellonus ſe trompe en diſant que la Hyene eſt cet animal que
les Turcs appellent Matou ; le nom au contraire qu'ils lui donnent eſt *Zirtlan*. . . . Cette
derniere remarque eſt de l'Auteur, je l'ai ju-
gée mieux placée ici qu'à la ſuite de l'Hiſtoire.

N ij

vere des actions de sa vie , & l'autre pour le défendre & réfuter les mauvaises raisons de l'ennemi; mais avant que ces deux Anges discutent chacun leurs droits, il faut que le défunt dise le bien & le mal qu'il a fait , & c'est pour parler plus commodement qu'ils ne le couvrent point de terre , ayant par-là la liberté de s'asseoir. Voilà encore une de ces sortes de rêveries que je ne vous raconte qu'à dessein de vous faire rire.

C'est avec beaucoup de raison que les Turcs prennent ainsi le soin de couvrir leurs tombeaux , encore est-il quelquefois inutile ; ces hienes (qui sont très-communes en Asie) sont si voraces, qu'elles creusent par-dessous la pierre , & qu'elles emportent les cadavres, ce qui se voit par la quantité d'ossemens humains que l'on trouve à l'entrée de leur taniere , mêlés avec ceux de plusieurs animaux : je vais vous dire ce que c'est que cet animal.

La hyene est un peu moins haute que n'est le loup, mais elle est aussi allongée de corsage , elle a la peau presque semblable , excepté qu'elle est mouchetée de noir, son poil est un peu plus long & plus hérissé ; elle

n'a ni col ni vertebre, elle porte la
tête immediatement après l'épine du
dos, ce qui est cause que lorsqu'elle
veut regarder à droite ou à gauche,
elle est obligée de tourner tout le
corps. Pour dents, elle n'a qu'un seul
os à chaque machoire, dont le tran-
chant est égal à celui d'un rasoir.
Les Turcs croyent, ainsi que les anciens Auteurs le croyoient, que cet
animal a la vertu de faire naître de
l'amour dans un homme pour une
femme de laquelle il est aimé sans retour de sa part, ou dans une femme
pour un homme ; il est certain que
l'on refusa de m'en vendre deux que
je trouvai à Constantinople après
mon retour d'Amasie, me disant que
la Sultane les avoit retenues, parce
qu'elle avoit besoin de rechauffer les
amours de Soliman, qui se refroidis-
soient un peu pour elle.

Voici encore une extravagance du
Peuple Turc, de laquelle je crois qu'il
vous sera permis de rire à tous égards;
ces bonnes gens disent que la hiene
entend leur langue, & que s'ils ne l'entendent pas, c'est qu'elle parle le lan-
gage des anciens. Cette faculté dans
la hiene lui est funeste, si elle n'étoit

que féroce, & qu'elle ne fût pas douée
de cette intelligence, elle ne prêteroit
pas l'oreille aux difcours trompeurs
des Turcs, & cette rufe dont ils fe fervent pour la prendre, feroit au moins
inutile.

Plufieurs chaffeurs s'affemblent à
l'entrée de la caverne de l'animal:
l'un d'eux entre l'épée à la main &
avance, auffi-tôt qu'il apperçoit la
hiene, & qu'il croit en être apperçu,
il fe met à crier, *joctur*, *joctur*, *ucala*,
comme s'il difoit, je ne la trouve point,
elle n'y eft pas, retirons nous; pour
lors la hiene qui entend ces difcours
(felon eux) croit de bonne foi n'être
pas apperçuë, elle refte tranquile, ne
cherchant point à fe mieux cacher ou
à fuir, le chaffeur avance toujours,
fe plaignant de l'inutilité de fes pas,
il tourne la bête & lui attache une
corde au pied fans qu'elle s'en apper-
coive; il retient un bout de la corde
& s'en va, continuant de dire *joctur*,
joctur; dès qu'il eft dehors, il éleve
la voix, & crie la hiene eft dedans, je
me fuis trompé, elle y eft fûrement.
Cet animal fort auffi-tôt avec une
fureur extrême & veut prendre la
fuite, mais à l'entrée il fe trouve ar-

rété par la corde que les chasseurs
tiennent, & alors ils la tuent ou la
gardent vivante. Je ne vous parlerai
plus de la hiéne, je crois vous en avoir
dit assez pour vous faire pâmer de rire.

Dans tous ces petits endroits où
nous passions, nous trouvions une
grande quantité de medailles frappées
sous le regne des derniers Empereurs
Romains, les unes sous celui de Constantin, de Constance, de Justin, de
Valence, de Valantinien, de Tacite,
& quelques-unes sous celui de Probus.
Les Turcs s'en servent pour faire des
poids, comme des dragmes, ils les
appellent les écus des Payens & des
Infidéles ; nous en trouvâmes beaucoup qui representoient (*a*) les Villes

[*a*] Sinopie est dans la Natolie sur la Mer
noire, c'est-là où naquit Diogène le Cyni-
que ; il y a aussi Sinope, qui est dans la Paphlagonie, sur le Pont-Euxin, l'une & l'autre s'appellent en latin *Sinope*, c'est de la premiere dont parle Busbec.

Amastris est une Ville de Bithinie ; il y a
encore une autre Ville nommée aussi Amastris, ou Famastro, qui est de l'exarcat du
Pont dans la Paphlagonie, Amastris femme
de Denys d'Héraclée l'a fait bâtir, & lui a
donné son nom ; c'est de la premiere dont
Busbec parle.

Cumes est la Ville des Locriens dans l'Asie

de Sinopi, d'Amiſis, de Cumes, d'A-
maſtris & de pluſieurs, ſur leſquelles
étoit une petite Carte Géographique
de l'Amaſie. Ces médailles me donnerent occaſion de m'emporter vivement contre un Ouvrier en cuivre ;
je lui demandai s'il n'en avoit pas à
me vendre, il me répondit que non,
mais que ſi j'étois venu quelques jours
plûtôt il m'auroit ſatisfait , que ſa
cour en étoit pleine, & qu'il en avoit
fait des chaudrons , croyant que
c'étoit-là le ſeul uſage qu'il pût en
faire , n'eſperant pas de les vendre ;
pour me venger de la perte de tant
de belles antiquités, je dis au Chau-
dronnier que j'étois fâché de cet accident, autant pour l'amour de lui
que pour moi-même, qu'il conſidérât
la perte qu'il avoit faite, puiſque s'il
lui en reſtoit encore quelques-unes
j'allois lui en donner cent écus d'or ;
ce diſcours généreux le mit à la tor-

mineure, c'étoit autrefois la plus grande de
toutes les Villes Eoliques ; elles étoient au
nombre de trente. Cette fameuſe Sibille qui
paſſa en Italie dans la Campanie, étoit de
cette Ville, & s'en fit un ſurnom ; il y a aujourd'hui cinq autres Villes dans différens
pays, qui s'appellent comme celle-ci Cumes.

ture, j'eus le plaifir de voir fur fon vifage l'effet des remords dont fon avarice tourmentoit fon ame , & je le
quittai de plus mauvaife humeur qu'il
ne m'avoit mis.

J'étois fort attentif auffi à chercher
des plantes , mais j'en trouvai peu
d'inconnues; toutes font prefque femblables & de même efpece que celles
de notre Pays. Il y a lieu de croire
que le terrain eft auffi femblable au
nôtre ; je fçavois que (*a*) Diofcoride
a dit que (*a*) l'*Amomum* venoit dans le
Pont , nous en avons cherché avec
grand foin , mais nous n'y en avons
point trouvé ; peut-être y en avoit-il
autrefois , & il eft très-poffible que
cette plante par la maigreur de la terre

[*a*] Il y a eu deux Diofcorides , & tous
deux Médecins , le premier étoit furnommé
Phocas , & il fut le Médecin d'Antoine &
de Cléopatre ; l'autre avoit pour furnom Pé-
dacius , il vivoit fous le regne de Néron ; l'un
& l'autre ont laiffé des écrits , cependant il
eft à croire que c'eft du dernier dont Busbec
parle , parce qu'il s'eft adonné fpécialement
à la connoiffance des fimples ; le Traité qu'il
en a laiffé eft intitulé : *De Materiâ Medicâ.*

[*b*] L'Amomum eft une plante odoriféran-
te qui reffemble à la vigne fauvage , fes fruits
font femblables à une grappe de raifin. *Plin.*
12. *c.* 12.

foit dégenerée & anéantie tout-à-fait.

Enfin le dix-neuviéme jour de nôtre départ de Conſtantinople, nous
arrivâmes à Ancyre ; c'eſt là ou s'établirent les anciens Gaulois, à qui Pline & Strabon donnent le nom de Tectolages. Ce qui exiſte aujourd'hui de
cette Ville n'en eſt qu'une très-petite
partie, preſque tombée en ruine. Ce
que nous y vîmes de plus curieux, eſt
(*a*) une grande inſcription des actions

[*a*] Sur l'inſcription dont parle Busbec
étoient ſans doute écrits tous les évenemens de la guerre qu'Auguſte fit à Antoine
qui commandoit en Aſie, & qui s'étoit lié
avec la belle Cléopatre Reine d'Égypte ; peut-
être|y avoit-il auſſi la bataille d'Actium, dans
laquelle Antoine fut défait. Cette guerre &
les victoires remportées ſur Antoine ſont les
actions les plus illuſtres de la vie d'Auguſte ;
il paroît très probable que les Habitans d'Ancyre ayant mis leur Ville ſous la protection
de cet Empereur n'auront pas cherché quelqu'autres de ces actions pour en faire des monumens qui juſtifiaſſent les honneurs qu'ils
lui déféroient, tandis que celles-ci s'étoient
paſſées dans leur pays, preſque ſous leurs
yeux. Bayle appelle cette inſcription *Monu-
mentum Ancyranum. Ce ſeroit*, dit-il, *la plus
curieuſe & la plus inſtructive des inſcriptions de
l'antiquité ;* il ajoute que l'on y verroit une
liſte exacte de toutes les actions d'Auguſte.

On peut douter avec raiſon de cette derniere obſervation. Bayle ne faiſoit pas atten-

d'Augufte, les plus mémorables ; j'ai
fait écrire avec foin tout ce que nous
avons pû en lire : les premieres lignes
font toutes entieres & très - lifibles ,
celles du milieu fon interrompues par
des lacunes ; quant à celles du bas , il
n'eft pas poffible d'y rien connoître ,
on y a donné des coups de hache &
de pieu , qui ont tellement mutilé les
caracteres , qu'il n'y paroît prefque
plus rien d'écrit. Quelle perte pour
les Belles-Lettres ! Ne feroit-ce pas
avec raifon que les Sçavans fe plain-
droient de la barbarie & de la malice
de ceux qui ont privé la pofterité
de fi beaux monumens ? Ceci intereffe particulierement les Afiatiques ,
parce que cette Ville fut offerte &
mife fous la protection de cet Empereur par toute l'Afie. Cette infcrip-
tion eft attachée à la porte d'un vieux
édifice , qui étoit, à ce que je crois, le
Prétoire ; il eft totalement ruiné , &
n'a plus de couverture, fes murs font
de marbre ; il eft partagé en deux avec
tant d'égalité, qu'il s'en trouve en entrant une moitié à droite , & l'autre
moitié fe trouve fur la gauche.

tion en avançant ce fait , que Tite Live , Sa-
lufte & Suétone en ont remplis des volumes.

C'eſt à Ancyre où on fabrique & où on teint l'étoffe faite du poil de chévres dont je vous ai parlé ; on lui donne le nom de Cymaiſe , parce qu'elle eſt ondoyée ; les ondes qui ſont repreſentées deſſus en ſont tout le mérite dans l'eſtime des Turcs ; ſi elles ſont petites ou de grandeurs iné-gales , quoique la couleur ſoit belle, l'étoffe perd ſon prix de deux ou trois écus.

Elle eſt très-eſtimée dans tous ces Pays , ſur-tout à Conſtantinople, tous les chefs de famille en ſont preſque vêtus ; l'Empereur même ne prend jamais plus de plaiſir à ſe regarder que lorſqu'il en a une robe, il la porte or-dinairement de couleur verte ; ſon goût en cela eſt bien différent du nôtre , au moins de celui de notre tems ; mais les Turcs ont des raiſons particulieres pour préférer cette cou-leur à tout autre. L'Alcoran & le Grand Mahomet leur en font un pré-cepte, il ne faut pas s'en étonner, ce ſaint homme ſur ſes vieux jours étoit toujours vêtu de verd.

Les Turcs regardent le noir com-me une couleur vile & de mauvais augure, ils prendroient, ſans croire ſe

tromper, celui qui auroit un habit
noir, ou pour un mal propre, ou pour
un homme de la plus vile populace,
ou pour être dans la derniére mifere;
de façon que chaque fois que j'allois
voir les Bachas étant en habit noir,
ils ne manquoient jamais de me marquer leur étonnement de me voir de
fi mauvais goût, quelquefois même
ils fe plaignoient fort ferieufement;
ils eftiment auffi beaucoup la couleur
de pourpre, cependant ils en portent
rarement, parce qu'ils difent qu'elle
eft le préfage d'une fanglante guerre.
Le blanc, le jaune, le bleu, le violet
& le petit gris, font pour eux des fim-
boles de paix & de félicité. Il faut que
vous vous imaginiez qu'ils font fi fuperftitieux, que les chofes les plus
fimples, & d'ufage, font des augures
pour eux. Il eft quelquefois arrivé que
la chûte d'un cheval a fait dépofer des
Bachas, eftimant que ce cheval tombé, étoit les préfages de quelques
grands malheurs dont la Nation étoit
menacée, & pour les détourner, ils
offroient aux Deftins la difgrace ou
la vie de ces particuliers.

Après avoir donc refté un jour à
Ancyre, nous en partîmes pour entrer
dans un canton que l'on appelle *Bali-*

gazar, de-là nous paſſâmes par celui
de *Zarekuct* ; enſuite nous allâmes à
Zermeczii ; à quelque diſtance de-là
nous trouvâmes le fleuve Halys , que
nous côtoyâmes juſqu'au pays d'Al-
gée. Nous vîmes ſur cette route les
montagnes de Synope, qui nous pa-
rûrent très - proches de nous , quoiqu'elles en fuſſent fort loin , c'eſt là
le fleuve *(a)* Halys au paſſage duquel
l'Oracle avoit attaché la décadence
& le terme de l'Empire des Perſes ,
mais Creſus qui étoit annoncé pour
être le foudre de cette grande expédition , fut au contraire vaincu lui-
même par les Perſes.

Il y a ſur les bords de ce fleuve un
petit bois , que nous prîmes d'abord
pour être d'arbriſſeaux étrangers , je
reconnus en avançant auprès , que ce
n'étoit que de la régliſſe , nous en ar-
rachâmes , & nous nous repûmes am-
plement du ſuc de ces racines ; un
peu plus loin nous rencontrâmes un

____

[a] L'Oracle effectivement ne s'accomplit
point ; ce fut au contraire Cyrus qui tranſ-
féra le Royaume des Medes aux Perſes , qui
vainquit Creſus , & mit la Lydie ſous ſa
puiſſance ; le fleuve Halys prend ſa ſource
dans le Mont Thaurus , il ſerpente la Cappadoce , la Syrie , la Paphlagonie , & va ſe jetter dans le Pont-Euxin.

payſan, à qui je fis demander par
mon interpréte s'il y avoit beaucoup
de poiſſon dans le fleuve, & de quelle
machine on ſe ſervoit dans le pays
pour pêcher; il répondit, qu'il y en
avoit beaucoup, & qu'il étoit im-
poſſible de le prendre ; ceci nous
parut étonnant, mais le Payſan pour
nous retirer de notre ſurpriſe, nous
dit bonnement, que lorſque l'on mettoit la main dans l'eau, auſſi-tôt
le poiſſon fuyoit, & ne ſe laiſſoit
jamais prendre ; un autre nous fit à
peu près la même réponſe touchant
quelques oiſeaux étrangers que nous
avions vû dans ce pays; je demandai
à celui-ci comment on les prenoit,
il me répondit, que cela n'arrivoit jamais, ou du moins qu'il en ignoroit
le ſecret, que ſeulement il ſçavoit
que ces oiſeaux étoient accoutumés
de s'envoler dès que quelqu'un s'ap-
prochoit d'eux.

Nous fîmes voir au premier que
l'on pouvoit prendre le poiſſon avec
autre choſe que la main. Zay l'un de
mes collégues, avoit dans un de ſes
coffres un filet qu'il fit auſſi-tôt préparer, & qu'il jetta dans l'eau, il ſe
trouva plein, & dans le nombre il y

avoit un Eſturgeon, ſorte de poiſſon très commun dans le Danube ;
nous prîmes encore beaucoup d'é-
creviſſes, preſqu'auſſi groſſes que le
ſont celles de mer, pour lors les Turcs
qui étoient avec nous ne pouvoient
ſe laſſer d'admirer notre adreſſe ; mais
quoi ? direz-vous, eſt-ce qu'il n'y a
point de Pêcheurs en Turquie ? par-
donnez-moi , mais ils ſont en très-
petit nombre dans le canton où nous
étions.

Cette pêche me fait ſouvenir d'une
ſimplicité de nos Turcs que je vais
vous raconter. Nous prîmes dans un
autre endroit une quantité prodi-
gieuſe de petits poiſſons, bien moins
gros que ne le ſont les Eperlans ;
cette pêche les fit rire aux larmes,
ils ſe demandoient les uns aux autres, en ſe mocquant de nous, s'ils
pourroient manger de ſi petits poiſſons ; ils ne peuvent, diſoient-ils,
nous être d'aucune utilité, il faut les
rejetter dans la mer ; ils ne faiſoient
pas attention, ces pauvres inſenſés,
que cette grande quantité de petits
poiſſons cuits enſemble équivaloient
à de plus gros, qu'on en rempliſſoit
de grands plats, & qu'avec le grand
nombre

nombre on pouvoit raſſaſier beaucoup de monde.

Il ne faut cependant pas s'étonner
de ce que les Turcs ignorent la cui-
ſine, & tout ce qui en dépend ; ils
ſont ſobres à l'excès, & peu ſenſuels
ſur les mets ; s'ils ont du ſel, du pain,
de l'ail, ou un oignon avec un peu
de lait aigre, ils ne demandent rien
de plus, ils en font un ragoût, duquel (*a*) Galien parle beaucoup ;
(ce qu'il appelle l'oxigal , & que
les Turcs nomment *Jugurtham*)
ſouvent ils ſe contentent de mêler
de l'eau bien froide avec du lait ,
& de tremper du pain dedans, ils ſa-
tisfont avec cela leur appétit, & étei-
gnent la ſoif ardente que les grandes
chaleurs leur cauſent ; ſouvent nous
en avons fait nous-même uſage lorſque nous avions bien chaud : on trouve dans tout ce pays de l'oxigal à

____

(*a*) Galien étoit trop habile Médecin pour
conſeiller comme un ſpécifique à la ſanté
un ragoût auſſi bifarre que l'oxigal, il n'avoit
pas moins de goût non plus pour les bons mets,
ainſi ce n'eſt qu'en Hiſtorien comme Busbec
qu'il en parle, il ſortit de Rome pour aller
en Aſie, à ſon retour il écrivit la relation de
ce voyage, & l'oxigal y trouva ſa place.

acheter, fur-tout dans les endroits où
il y a des Hôtelleries.

Lorfque les Turcs font en route, ils
fe mettent peu en peine qu'on leur fer-
ve des viandes ou d'autres mets chauds
ou froids, leurs ragoûts ordinaires font
de l'oxigal, du fromage, des prunes
féchées, des poires, des pêches, des
coins, des figues, des raifins féchés
au foleil, & (a) des cornouilles; fouvent ils font cuire tous ces fruits dans
de l'eau, & ils les mettent pêle mêle
dans un même plat; pour lors chacun prend ce qu'il lui plaît, & fuivant
fon goût, avec du pain & de l'eau,
c'eft-là la bonne chere des Turcs; la
fauffe qui refte au fond du plat éft
leur vin de Champagne, leur ambroi-
fie, & leur ratafia; ils fe nourriffent
ainfi à bien peû de frais: je crois que
fans bleffer la vérité, je puis vous
affurer que la dépenfe d'un jour d'un
Flamand fuffiroit pour faire vivre
un Turc pendant douze; qui plus eft,

(a) Le Cornouillier eft une plante dont les
fleurs font ordinairement à quatre ou cinq
feuilles, difpofées en rond, & foutenues par
le Calic., qui devient un fruit charnu, rond
ou ovale; ce fruit eft très-pefant, & eft d'un
goût fade.

c'eſt que lorſqu'ils ſe traitent les uns
& les autres , ſouvent ils n'ont pour
tout mets qu'un gâteau fait avec de
l'huile & du miel, quelquefois ils y
joignent un plat de ris, dans lequel
il y a quelques poulets avec un mor-
ceau de mouton ; il eſt vrai que les
poulets ſont pour l'ordinaire ſi gros
& ſi vieux, que c'eſt plûtôt des coqes;
ne dites pas que ce pourroit être auſſi
des chapons, cet animal n'eſt point
connu de la Nation Turque , non
plus que les faiſans , ni les grives ni
les (*a*) becfigues, ni tout ce que nous
appellons petits pieds; leur délica-
teſſe n'eſt pas plus recherchée ſur le
boire, s'ils ont un peu de ſucre ou
de miel à mêler avec de l'eau ils ſont
contens, & n'envient point le nectar
que l'on ſervoit à la table des Dieux:
ils ont cependant une eſpece de boiſ-
ſon dont ils font un peu plus de cas ;
afin que je n'obmette rien ſur cet article, je vais vous dire ce que c'eſt ,
& vous en donner la recette.

Ils prennent des raiſins cuits au ſoleil,
qu'ils broyent & qu'ils mettent dans
une eſpéce de tonneau ; enſuite ils

(*a*) Cet Oiſeau s'appelle ainſi , parce qu'il
ne ſe nourrit que de figues.

le rempliſſent d'eau chaude,& brouil-
lent bien le raiſin avec l'eau, & ils ferment ce tonneau exactement, en le
laiſſant cuver un ou deux jours. S'il
arrive par exemple que la vendange
n'ait pas aſſez de force pour fermen-
ter, ou qu'elle ſoit trop lente, ils y
mêlent de la lie de vin. Si vous goûtez
de cette liqueur dans le tems de la
fermentation, vous ſeriez étonné que
l'on puiſſe avoir le goût aſſez mauvais
pour en boire ; elle eſt fade & d'une
douceur inſuportable , mais quand
elle a cuvé, on lui trouve un petit
goût d'aigre qui la rend tiès-agréable ;
on ne peut en boire que les trois ou
quatre premiers jours qu'elle eſt
faite , encore faut-il la faire rafraîchir
dans la neige, ce qui eſt très-facile
à Conſtantinople , parce qu'il y
en a dans toutes les ſaiſons ; ſi elle eſt
gardée plus long-tems, elle s'aigrit &
ne vaut plus rien ; elle eſt d'une force
à enyvrer ainſi que le vin. * Je vous
avouë que j'en ai bû avec plaiſir, je

* Busbec dit que le vin n'eſt défendu aux
Turcs par leur Loi que parce qu'il enyvre.

Les Turcs appellent cette eſpece de boiſ-
ſon *Arabſries* , qui veut dire breuvage arabe,
parce que ce ſont les Arabes qui leur ont appris la façon de la faire.

me fuis auffi fouvent raffafié de leurs raifins féchés , qu'ils ont accoutumé de conferver pour l'été : voici comment ils m'ont dit qu'ils faifoient.

Ceux qu'ils prennent à ce deffein , ont de gros pepins & font bien mûrs, ils les mettent dans un pot de terre ou dans un petit baril, au fond duquel ils répandent de la moutarde pulverifée, ils font des couches alternativement de raifins & de cette efpece de farine de moutarde ; quand le vafe eft prefque rempli , ils répandent par deffus du vin doux jufqu'au bord du vafe , enfuite ils le ferment, & ne l'ouvrent plus que lorfque les chaleurs de l'été font arrivées , parce que ce qui eft dedans n'eft ainfi préparé que pour éteindre l'ardente foif qu'elles excitent; lorfque le tems de féchereffe eft donc venu , ils débouchent leur pot, & vendent par les rues à quiconque le raifin & la fauffe, qui plaît aux Turcs au moins autant que le raifin. Quant à moi, je vous avoue que ce goût de moutarde me déplaifoit très-fort , auffi lorfque j'avois befoin de me rafraîchir , & que je voulois manger de ce raifin, dont le goût me flattoit affez, j'avois foin de le faire bien laver & bien effuyer.

Ne foyez par furpris fi je vous fais l'éloge de tout ce qui m'a été de quelque utilité dans ce pays ; il eft d'une grande ame de ne jamais oublier les bienfaits, encore ma reconnoiffance pour l'Oxigale, l'Arabforbet & les raifins, eft bien inférieure à celle que les anciens Egiptiens avoient pour les légumes de leurs jardins, (a) ils en faifoient leurs Dieux ; mais je crois qu'il eft tems que je reprenne ma route.

Après avoir laiffé le fleuve Alys, nous allâmes à *Gou Kurthoy*, de-là à *Choron*, & enfuite à *The Kethioi*, là nous apprîmes (a) des Dervis, qui y ont un très-grand Couvent, des cho-

(a) Voyez M. Rolin dans fon Hiftoire ancienne, on ne peut rien dire de nouveau fur cet article après lui ; j'ajoute feulement un Vers de Juvénal qui m'a paru d'une ironie à plaire.

O ! fanctas gentes quibus hæc nafcuntur in hortis Numina. . . .

Pieufe Nation ! qui voit naître fes Dieux dans fes potagers.

(a) Ces Dervis font des Religieux Mahométans. Leur Fondateur s'appelloit *Merchara* ; le Chef d'Ordre eft proche de Coigny dans la Natolie, leur Général y demeure ordinairemen ils appellent celui-ci *Azembiba*, c'eftà-dire Grand Prêtre. Ces bons Anacorettes boivent beaucoup de vin, d'eau-de-vie, & de toutes efpeces de liqueurs propres à enfes finguliéres d'un certain (*a*) *Chederles* , qui étoit , à ce qu'ils nous dirent, un Héros illuftre d'une force & d'une taille à n'avoir point de pareil. Ces pauvres radoteurs voulurent nous perfuader que le St. que nous nommons Géorge , n'étoit autre que leur brave *Chederles*. Il eft vrai qu'ils difent de lui ce que nous difons de notre Saint , qu'il a eu la générofité d'expofer fa vie pour fauver celle d'une jeune fille livrée à la fureur d'un horrible dragon. A cette hiftoire , chacun d'eux , fuivant la fertilité de fon imagination, en fabrique d'autres, ils difent cependant tous , d'un commun accord , que ce Chederles étant accoutumé de voyager par toute la terre , avoit terminé fes courfes à un fleuve , dont l'eau immortalife ceux qui en boivent. Dans quelle partie du monde ce fleuve coule-t'il ? Ils ne le difent point.

yvrer, pour exciter , difent-ils , la gayeté , qui eft un point fondamental de leur regle ; ils en ont encore quelqu'autres qui ne font pas d'une plus faine morale. Voyez *Tevenot* dans fes Voyages , tom. 1. & *Ricaut* , de l'Empire Ottoman.

(*a*) Le Prophete Elie a donné occafion à l'Hiftoire fabuleufe du *Chederles*. *Keder Elias*

Ils affurent feulement qu'il eft caché
dans l'obfcurité de plufieurs grands
nuages, & que de tous les mortels, il
n'étoit arrivé qu'au Grand Chederles
de le voir, que lui & fon cheval, qui
eft de la derniere beauté, avoient bû
de cette merveilleufe eau, qui les
avoit tous deux immortalifés ; que
monté fur ce cheval, il erroit par le
monde, fe plaifant dans les combats,
& fe trouvant toujours dans ceux où
il y avoit plus de gloire à acquerir,
& qu'il ne refufoit jamais fon puiffant
fécours à ceux qui l'employoient, de
quelque Religion qu'ils fuffent. Eft-
il rien de plus ridicule ? Leur hiftoire
cependant n'eft pas finie, & vous
aurez le plaifir de voir que plus ils
l'étendent, plus elle devient rifible ;
ils difent donc encore que ce nouvel
immortel a été Aide de Camp du
Grand Alexandre.

Il eft certain que fi quelqu'un de
nous tenoit un difcours pareil à celui-
ci, il s'afficheroit pour un fol, il ne
doit pas être fi furprénant dans la
bouche d'un Turc. Cette Nation

en Arabe veut dire Elie le Fort, le vigou-
reux, & les Turcs par corruption de *Keder-
llas*, difent *Chederles*.

ignore

ignore la chronologie , & ne connoît
point l'utilité des époques , elle con-
fond les tems & les âges ; il n'eſt donc
pas ſurprenant ſi ramaſſant un lambeau
d'hiſtoires pour le coudre à un autre
qui n'y aura aucun rapport , & qui en
ſera éloigné de dix-huit ou vingt ſié-
cles, ils content enſuite des choſes de
la derniere extravagance. Je ne ſerois
pas ſurpris, par exemple , quand ils di-
roient que *Joſué* a été le premier Miniſtre de Salomon, & qu'Alexandre étoit
le Général des Armées de ce Grand
Roy. Je ſuis perſuadé que ſi ces fables
leur venoient dans l'eſprit, ils les dé-
biteroient avec autant de ſécurité
que ſi c'étoit une hiſtoire autentique.

Il y a une ſource d'une eau très-
claire dans la Moſquée de ces *Dervis,*
de laquelle ils ont fait une fontaine
d'un marbre très - beau, ils aſſurent
que ſon origine vient de l'urine du
cheval de *Chederles,* qui s'arrêta dans
cet endroit pour y piſſer ; il ſeroit trop
long de vous dire toutes les rêveries
de ces Dervis au ſujet de leur *Che-*
derles, d'autant qu'ils y en ajoutent
une tirade qui n'a point de fin , de ſes
Compagnons , de ſon Palfrenier &
du fils de ſa foeur, dont ils nous mon-

trerent les tombeaux qui font près de leur mofquée. C'étoit quelque chofe de rare de les entendre, voulant nous perfuader qu'il fe faifoit tous les jours de grands miracles à ces tombeaux ; leur foi eft fi aveugle , qu'ils nous dirent que la terre & la raclure des pierres de l'endroit où *Chederles* avoit vaincu le Dragon, gueriffoient de la fiévre , du mal de tete & de celui des jeux. (*a*)

Mais rien ne vous furprendroit tant que les éclats de rire que ces Dervis ou quelqu'autres Turcs font lorfqu'ils entrent dans des Eglifes Grecques, & qu'ils appercoivent le tableau de Saint Géorge ; ce Saint eft peint étant monté à cheval avec un petit garçon en croupe qui tire du vin du derriere de ce cheval, & qui le préfente à boire au

---

(*a*) Busbec remarque ici que tout ce pays eft plein de Dragons & de viperes, & qu'on ne peut y paffer en fûreté dans l'été , parce que ces animaux fortent de leurs trous pour fe tenir au foleil.

Busbec auffi-bien que tous les Voyageurs qui parlent de ces Dragons , les peignent comme des animaux furieux ; les Naturaliftes difent que ce ne font que des petits Lézards qui ont des efpeces d'aîles , & qui font au contraire des animaux benins.

Saint. Vous me direz que les Turcs ne font pas les feuls que ce tableau feroit rire, j'en conviens, mais ils accompagnent leurs ris de geftes & de grimaces auffi originales que celles des finges, qui vous exciteroient plus à rire que le tableau.

Nous voici enfin bientôt arrivés à l'endroit où nous devions nous repofer des fatigues d'un voyage fi long & fi peu commode ; de-là nous n'avions plus qu'une journée pour aller à Amazie. Ce jour-là nous couchâmes à *Baglifon* , & enfin le foir du fept Avril, trente jours après notre départ de Conftantinople, nous fîmes notre entrée ; notre cortege s'augmenta d'un grand nombre de Turcs qui vinr.. au - devant de nous, pour nous félic.. er & nous complimenter fur notre heureufe arrivée.

Amazie eft la Ville la plus confidérable de toute la Cappadoce, le Gouverneur de la Province y fait fa réfidence , & tous les hyvers il y a forte Garnifon ; la Ville eft belle, cependant depuis la mort de Bajazet le Grand, & depuis le meurtre de l'infortuné Muftapha, elle a quelque chofe de finiftre ; elle eft bâtie fur le dos de

deux collines, au milieu desquelles
paſſe le fleuve Iris, de façon qu'elle
fait deux amphithéâtres qui ſont vis-
à-vis l'un de l'autre, & qui ont tous
les deux vuë ſur le fleuve. Elle eſt
tellement environnée de montagnes
& de collines, qu'il faut que les
chevaux & les équipages ſortent par la
même porte par laquelle ils y entrent.

La premiere nuit que nous y couchâmes, il y arriva une grande incendie, que les Janiſſaires, ſuivant leur
louable coutume, éteignirent au
dépens de la ruine des maiſons voiſines ; peut-être que vous ne vous
imagineriez pas que les Soldats Turcs
ne déſirent rien avec tant d'ardeur
que ces ſortes de malheurs, parce que,
comme je viens de vous dire, ils ne
ſe contentent pas de prendre & de
voler dans la maiſon à laquelle eſt le
feu, mais ſous prétexte de ſecourir
celles qui ſont voiſines, il les pillent.
Ce butin leur eſt ſi certain & ſi facile,
que ſouvent, ennuyés de ce que ces
accidens n'arrivent pas aſſez frequem-
ment, ils mettent eux mêmes ſecrette-
ment le feu, ce que j'ai vû à Conſtantinople pendant que j'y étois, il y arriva pluſieurs grandes incendies dans

lefquelles on vit un deſſein prémedité;
d'abord on ſoupçonna quelques Per-
ſans vagabons, on fit enſuite d'exactes
recherches, & à la fin on en décou-
vrit les auteurs; c'étoit des Soldats de
marine, qui avouérent qu'ils n'avoient
ainſi mis le feu que pour ſe procurer
une plus grande facilité à voler.

Sur le ſommet d'une des collines
où eſt bâtie Amazie, on voit une
très-belle Citadelle, dans laquelle il
y a toujours une Garniſon nombreuſe ; ces Troupes ſont pour tenir
en reſpect les Aſiatiques, qui ſeroient
toujours prêts à ſe révolter, ne ſouf-
frant , comme je vous dirai dans la
ſuite , qu'avec peine la domination
des Turcs ; elles ſont auſſi pour s'op-
poſer aux incurſions très-fréquentes
que les Perſes font aux environs. On
voit encore ſur cette colline beaucoup de vieux monumens, qui ſont
ſans doute des reſtes des Palais des
anciens Roys de Cappadoce.

Il n'y a dans la Ville ni belles places
ni belles maiſons, elles ſont toutes
bâties d'argile , peu élevées , leur
toît eſt une plate forme auſſi d'argile ;
elles ſont à peu près comme toutes
les maiſons d'Eſpagne. Celles-ci ſont

appuyées fur des débris de quelques vieux édifices, qui étant peu folides, ne font fouvent de toute la maifon qu'un tas de boue lorfqu'il pleut ou qu'il fait du vent; ceux qui habitent ces efpeces de chaumieres, ne couchent point en été dedans, ils préferent de dormir à la belle étoile. Les pluyes heureufement ne font ni fréquentes ni en grande abondance dans ce pays, ce qui fait un grand avantage pour tout le monde; ceux que leurs affaires obligent de fortir fans ceffe & d'aller par les rues, le fentent plus que perfonne, car lorfqu'il pleut un peu fort, l'eau réduifant les maifons en boue, la fait couler fur les habits, qui les tache & les gâte. Mais puifque je fuis de la derniere exactitude à vous raconter tout ce que j'ai vû dans ce voyage, je ne veux pas omettre de vous dire que dans notre voifinage à Amazie, il y avoit un jeune Satrape qui fe mettoit tous les jours au lit pour fouper, il fuivoit en cela la coutume des anciens.

Dès que nous fûmes arrivés, nous nous fîmes annoncer à *Achmet* Grand Vifir, nous allâmes auffi faire nos vifites chez les autres Bachas, Soliman n'y étoit pas pour lors ; nous leur fîmes part des volontés du Roy notre maître, les priant de nous être favorables ; l'Empereur arriva quelques jours après, & nous fûmes aussi-tôt introduits à son audience.

Les Bachas firent sans doute très-mal notre cour, ce Prince nous reçût avec beaucop de mauvaise grace, & l'air désobligeant avec lequel il écouta notre compliment & ce que nous avions à lui dire de la part du Roy, nous fit mal augurer de notre Ambassade ; il étoit assis sur un trône élevé de terre seulement d'un pied. Ce trône étoit couvert de très-riches tapis, & enceint d'une balustrade sculptée d'un goût exquis; il avoit à sa droite un arc & des flêches à gauche ; quoiqu'il n'eut pas l'humeur riante, qu'il eut au contraire la tristesse peinte sur le visage, il ne laissoit pas de porter un air plein de grandeur & de majesté.

Nous fûmes introduits singuliérement ; des Turcs vinrent nous recevoir à la premiere porte, & nous conduisirent, nous tenans sous les bras jusqu'à la sale d'audience, je crus que là ils nous laisseroient libres, mais la présence de l'Empereur ne changea rien à ce cérémonial ; on me dit après que nous fûmes fortis, qu'ils avoient pris cette coutume depuis qu'un Croate s'étant fait introduite dans l'appartement d'Achmet Premier, fous prétexte de lui préfenter un placet, affaffina ce Prince pour venger la mort du Defporte de Servie ; nous étant donc avancés du trône avec chacun nos deux Ecuyers , nous fîmes une très - profonde révérence à l'Empereur, lui prenant humblement la main comme pour la baifer , enfuite nous nous retirâmes jufqu'au mur oppofé , allant toujours en arriere , & là je fis mon compliment & mes demandes; comme ce que je lui dis ne lui plaifoit pas, & ne répondoit point à fon attente , il ne me répondit que deux mots d'un ton encore affez méprifant. *Ginzel, Ginzel,* me dit-il, c'eft-à-dire, c'eft bon, c'eft bon, avec cela on nous renvoya à notre Hôtel.

Les demandes de Ferdinand étoient juftes, & j'avois ordre de les faire avec la liberté & la majefté qui conviennent à ce grand Roy ; Soliman de fon côté s'imaginoit être affez puiffant pour que l'on n'ofât répliquer dès qu'il avoit manifefté fes volontés , mon maître au contraire traitoit d'égal à égal ; il ne faut plus s'étonner si ce Prince me reçût d'une maniere si défavorable.

Le jour de notre Entrée la Cour étoit fort nombreuse, plusieurs Envoyés de quelques autres Princes firent la leur aussi, (ceux-ci ne furent pas mal reçûs, ils avoient apporté de très-riches présens ;) tous les Grands Officiers de l'Empire s'y trouverent avec un grand nombre de Janissaires ; mais rien ne me parut plus digne d'admiration dans tout l'éclat de cette Cour, que la cause de la différence qui se trouvoit entre les Seigneurs qui la composoient ; la vertu & le mérite la mettoient. La naissance seule dans cette Nation ne distingue ordinairement personne, l'honneur & les déférences sont toujours mesurées sur l'élévation de la charge & de l'emploi que chacun occupe ; ce n'est pas comme ailleurs, les richesses, ces vains titres de noblesse, la faveur & le grand nombre d'amis qui les décident ; l'Empereur lui-même les donne, le mérite, les mœurs, l'esprit & le caractere déterminent son choix ; la vertu enfin est le seul titre surquoi on puisse établir ses droits. L'usage

des préfens n'eſt point encore connu
de cette Nation, ſi ſage en ce point;
le plus capable d'exercer les fonctions
de l'emploi vacant, eſt celui à qui il
eſt donné; on ne fait point paſſer de
génération en génération les belles,
les grandes actions, celui qui n'y a
point eu part ne s'en fait point un
mérite perſonnel ; point d'autre eſpérance, encore une fois, que celle
qui eſt fondée ſur ſes propres quali-
lités; ſouvent on voit remplir les premieres dignités par des fils de bergers, & ils ne rougiſſent point de leur
naiſſance, ils s'en font au contraire
une gloire; n'ont-ils pas raiſon ? plus
leur pere étoit dans un état vil &
rampant, moins ils ſont redevables à
la naiſſance & aux richeſſes du haut
dégré auquel ils font montés; c'eſt à
la grace du Prince & à leur mérite
qu'ils doivent tout. Cette Nation enfin eſt aſſez heureuſe pour n'être
point dominée par ce faux préjugé,
que *la vertu du pere ſe tranſmet à ſa
poſtérité*, elle croît au contraire qu'on
ne peut l'avoir ſi on ne l'acquiert, &
qu'elle ne ſe trouve que dans la bonne éducation, dans le travail, & dans
l'étude; nous ſçavons que les talens

du pere, comme la Mufique, l'A-
rithmétique, la Géographie, ne paffent point au fils par droit de fuccef-
fion, les Turcs y joignent le mérite ;
parmi eux les enfans ne fe font point
une gloire du courage, de la force,
& de la bravoure de leurs ayeuls ; ils
fentent que ce font des vertus qui
n'appartenoient qu'à eux, & que la
génération ne peut pas faire revivre
dans leurs defcendans ; s'ils les ont, ils
les regardent comme des dons du
ciel ; de forte que dans ce gouvernement les Honneurs, les Charges, les
Emplois & les Dignités, ne font jamais
dans tous les Etats que la récompenfe du feul mérite. C'eſt par cette
raifon que le méchant, le pareffeux,
l'ignorant, quel qu'il foit, refte fans
rang, fans titre, & méprifé de tout
le monde ; il ne faut donc plus être
furpris fi cet Empire eſt fi floriffant,
s'il domine fur le refte du monde
avec tant de fupériorité, s'il étend fes
bornes fi loin, puifque chacun de
ceux qui le compofent cherchent à
fe fignaler par de belles actions, & à
fe faire foi-même fon mérite.

Nos ufages font bien différens,
tout ce que ceux-ci donnent à la ver-

tu , la naiſſance chez nous croît y
avoir droit , & elle l'emporte ; vous
voyez comme ce préjugé , qui eſt
moins qu'une chimere, ouvre la porte
aux dignités , comme d'un pas aſſuré
il conduit ſouvent les moins dignes
aux plus hauts rangs. Que ne pourrois-
je pas dire à ce ſujet , mais ailleurs je
vous en parlerai plus au long , & je ne
veux confier qu'à vous ſeul ces ſortes
de réflexions ; ne faites donc part à
perſonne de celles qui viennent de
m'échaper.

Venez maintenant avec moi , je
vais vous conduire dans cette belle
ſale où je haranguai ; vous y auriez vû
une multitude innombrable de Turcs,
ayant des turbans & des bonnets dont
la pointe ſe terminoit en aſpiral , tous
d'une ſoie très-fine ; ils étoient richement vêtus & de différentes couleurs;
tout étoit or , argent, pourpre & azur,
il ſeroit trop long de vous en faire le
détail, quoique je ne voulus rien y
ajouter, mais je n'ai de ma vie vû un
ſi beau ſpectacle ; au travers cependant d'un luxe ſi éclatant on s'apperce-
voit d'une extrême ſimplicité & de la
plus grande œconomie; tous ſans dif-
tinction ni de charges ni de dignités

étoient vêtus de la même façon; point
de galons, point de colifichets comme nous en portons fur nos habits,
qui coûtent beaucoup & qui font
gâtés dans trois jours. Ce font de belles étoffes de foye ou de coton bro-
dées avec des palmes defquelles ils
s'habillent ; le prix ordinaire n'eft que
d'un ducat pour la broderie & la façon
des habits.

Ces Turcs étoient autant furpris
de notre façon de nous habiller, que
nous pouvions l'être de la leur ; ils
font vêtus de longües robes qui leur
défcendent jufqu'aux talons , & en
verité je conviens que cette efpece
d'habit eft bien plus noble , & femble
donner un air bien plus majeftueux
que le nôtre, qui eft fi court, au contraire que fouvent il ne cache pas ce
que la nature a ordonné qui le foit ;
rien ne me paroît plus indécent , ajou-
tez que cette forte d'habits empêche
que l'on ne voye notre taille , & nous
fait paroître plus petits. Pour moi
j'ignore encore la caufe de notre mauvais goût en cela , & je ne trouve aucune bonne raifon qui puiffe nous
engager de préferer cette mode à celle
des Turcs.

Beaucoup de chofes, comme vous allez voir, m'étonnerent dans cette Cour le jour de notre entrée ; le profond filence qui regnoit dans une fi grande multitude, & la modeftie dans laquelle tout le monde fe tenoit, me charmerent autant que le beau & la pompe. Il ne fe faifoit pas le plus petit murmure, ce qui eft très-ordinaire dans une grande affemblée ; ici chacun fe tenoit dans fa place felon fon rang fans allées ni venues : les grands Officiers, que l'on nomme (a) Aga, les Préfets étoient affis, & le refte de la Cour fe tenoit de bout. Mais de tout ceci, je ne vis rien de plus merveilleux que deux ou trois mille Janniffaires, qui parroiffoient tellement immobiles, que je fus long-tems incertain fi ce n'étoit pas des fta-

(a) *Aga* en langue Turque fignifie *Seigneur* ; la plûpart des Officiers de la Maifon de l'Empereur & de fes Armées, portent ce nom, les Gouverneurs des Places, quoique foumis aux Bachats, le portent auffi.

Les Préfets, les Chiliarques, les Tribuns & les Centurions, font des noms que les Romains donnoient aux Officiers qui commandoient des Corps de Troupes d'Infanterie & de Cavalerie. Ces noms fe donnent également chez les Turcs à ceux qui ont les mêmes Emplois.

tues plûtôt que des hommes; j'étois à la verité un peu éloigné d'eux quand je les apperçus, je ne fus détrompé que lorsqu'on m'eut dit de les faluer, ainfi qu'il eft d'ufage, pour lors je les vis remuer, ils me rendirent le falut en inclinant feulement la tête.

Après que nous fûmes fortis des Appartemens, en nous retirant à notre Hôtel, nous vîmes les Ecuries de l'Empereur, elles étoient remplies de très-beaux chevaux, bien entretenus, & richement harnachés.

La vûe cependant de toutes ces belles chofes ne tranquilifoit point notre efprit fur notre mauvaife réception; nous n'avions qu'une efpérance bien légere d'obtenir ce que nous demandions, & notre plaifir n'égaloit point notre inquiétude, tout au contraire concouroit à l'augmenter; l'Ambaffadeur du Roy de Perfe étoit arrivé (*a*)

(*a*) Ou l'Imprimeur ou Busbec fe font trompés fur le tems de l'arrivée de cet Ambaffadeur, fuivant le difcours de Busbec, cet Ambaffadeur doit l'avoir précédé ; ce font fes préfens, dit-il, la paix qu'il venoit de conclure avec Soliman, qui le faifoient défefperer d'obtenir ce qu'il demandoit, par confequent cet Ambaffadeur avoit eu Audience avant Busbec, qui l'eût, dit-il, auffi-tôt

le 10 de May, & avoit apporté des préfens d'une richeffe immenfe, c'étoit
des Tapifferies les plus belles de leur
pays, des Pavillons de Babilone, bro-
dés en dedans de différentes couleurs, des Caparaçons, des Selles de
Cheval d'un travail recherché, des
Damas enrichis de pierreries, & des
Boucliers d'une élégance & d'une
propreté achevées. Ajoûtez à cela
un Livre d'*Alcoran*, c'étoit ce qui
faifoit valoir tout le refte ; auffi à
peine cet Ambaffadeur s'étoit-il montré chargé de tant de préfens, que
dans l'inftant la paix lui avoit été
accordée, ce qui rendoit notre négociation bien plus difficile, & nous
donnoit par conféquent beaucoup
d'inquiétudes ; on avoit trop d'attention pour lui, & on lui rendoit trop
d'honneurs pour que nous pûffions
douter que la paix ne fût réellement
conclue.

Il eft bon que vous fçachiez que
les Turcs plus que toute autre Nation
font extrêmes en tout ; ils accablent

qu'il fut arrivé à Amazie, ce qui ne pourroit
plus quadrer avec fon arrivée qui fut le 20
Mars, & avec celle de l'Ambaffadeur qui eft
poftérieure de 11 jours.

leurs

leurs amis de politeſſes, il n'eſt point
de ſoins qu'ils ne prennent pour eux,
& rien n'égale le mépris avec lequel
ils traitent leurs ennemis ; j'ai ſenti
bien des fois cette inégalité, en voici
un éxemple.

(*a*) Hali Bacha ſecond des Viſirs,
donna à ſouper dans ces Jardins à cet
Ambaſſadeur ; quoiqu'ils fuſſent au-
delà du fleuve, nous fûmes comme
témoins du feſtin, ayant vûe ſur eux;
cette Ville eſt ſituée & bâtie de façon,
comme je vous ai déja dit, que les
deux parties ſont mutuellement en
perſpective.

Le nombre des convives étoit
grand, Hali avoit invité tous les Bachas ; ils furent ſervis par cent jeunes
gens choiſis, du même âge, & vêtus

(*a*) Hali Bacha étoit gendre de Selim II. il
fut fait Général de la Flotte des Turcs en
1570, avec laquelle il vint ravager pluſieurs
Iſles appartenantes à la République de Veniſe,
en 1571 il fut attaqué par les Chrétiens , il
perdit la Bataille, & fut tué.

* J'ajoûte d'après Busbec que Hali étoit
natif de Dalmatie ; qu'il avoit beaucoup d'eſprit , & une grande politique , & qu'à ces
deux bonnes qualités il joignoit tant d'affa-
bilité & de politeſſe qu'il étoit la merveille
de ſa Nation.

également. Voici l'ordre qu'ils obferverent; ils font tous fortis d'un grand
veftibule proche de la cuifine, ils
ont défilé marchans éloignés les uns
des autres d'égale diftance ; ils ont
avancé jufqu'à la table * ayant les
bras croifés ; là ils fe font arrêtés
pofant les deux mains fur les cuiffes,
ils ont fait une profonde inclination
à la compagnie ; auffi-tôt le plus proche de la cuifine a reçû deux plats,
qu'il a donné à celui qui le fuivoit,
celui-ci à l'autre, de main en main,
ces plats font arrivés jufqu'au plus proche de la table, qui les donnoit au
Maître d'Hôtel pour les fervir, en
gardant toujours cet ordre qui n'a été
troublé en rien ; ils ont fervi plus de
cent plats. Le fouper fini, ils ont falué
comme ils avoient fait en entrant, &
fe font retirés dans le même ordre,
excepté que ceux qui étoient le plus
près de la cuifine, ont défilé les premiers, & que ceux qui l'étoient de la
table ont fait l'arriere-garde. C'eft
ainfi que l'ordre plaît aux Turcs,
même dans les chofes de peu d'im-

---

* Busbec remarque que Hali appréhendant
que le ferein n'incommoda, avoit fait tendre
une voile fous laquelle la table étoit fervie.

portance , tandis que nous le négli-
geons dans celles qui font effentiel-
les. Il y avoit encore d'autres tables
éloignées de cette premiere , qui furent très-bien fervies , elles étoient
pour les gens de la fuite de l'Ambaffadeur , & pour quelques Turcs d'un
état inférieur aux Bachas.

Enfin, la paix que cet Ambaffadeur
venoit de conclure fut caufe que nous
ne pûmes rien obtenir, ainfi que je le
prévis d'abord quelques juftes que
fuffent nos demandes. On nous ac-
corda feulement fix mois de treves
pour me donner le tems d'écrire au
Roy, & pour avoir celui de recevoir
fa réponfe ; j'étois venu pour fervir
en qualité d'Ambaffadeur ordinaire à
la Porte, fuppofé que la paix fe fût
faite, mais comme on ne vit rien
d'affez bien difpofé pour croire qu'elle
fe concluroit, même après les fix mois
de treve , le Confeil propofa que je
m'en retournaffe en Allemagne avec
des lettres de Soliman pour Ferdinand. L'Empereur acquiefça à ce
parti, & je fus une feconde fois conduit à fon audience pour prendre mon
congé & partir fans aucun retardement.

Q ij

Des cérémonies que l'on est dans
l'ufage d'obferver quand les Ambaffadeurs paroiffent devant l'Empereur
Ottoman, je vous ai dis les belles ,
celles qui font auguftes ; en voici de
comiques. Je me préfentai à la porte
de la fale, on m'annonça, dans l'inftant
parurent mes anciens Ecuyers, d'autres Turcs les fuivoient, qui au moment que j'entrai me jetterent fur le
corps deux grandes cafaques qui me
defcendoient jufqu'aux talons , & fi
pefantes, que mes épaules étoient à
peine affez fortes pour les porter ; on
caparaçonna ainfi tous ceux de ma
fuite, & dans cette pompe qui reffemble affez à celle d'Agamemnon,(*a*)
qui fur un théâtre va être le Héros de
la Tragédie , je marchai vers le trône,

(*a*) Agamemnon fils d'Atrée & d'Erope ,
felon Homere, étoit Roy d'Argos & de Mycene , les Grecs le choifirent pour leur Général lorfqu'ils allerent faire le fiége de Troye;
Séneque fait fon éloge dans ces deux vers :

Rex ille Regum , Ductor Agamemnon Ducum
Cujus fecuta , mille vexillum rates.

Agamemnon étoit le Roy desRoys, il commandoit aux plus grands Capitaines , ayant
fous fes ordres une Flotte de mille voiles.

je faluai l'Empereur, qui me donna auffi-tôt les lettres qu'il écrivoit à Ferdinand, elles étoient cachettées & enveloppées d'une étoffe d'or ; enfuite il me congédia du même air à peu près avec lequel il m'avoit reçû, deux mots furent encore tout fon difcours, *partez*, me dit-il, *je vous l'ordonne* ; d'abord j'obéis, ceux de ma fuite me fuivirent après que les plus diftingués d'entr'eux eurent auffi fait leur réverence, fuivant la permiffion qu'on leur en avoit donnée. Etant à la porte, je fus en même tems délivré & des Ecuyers & du lourd fardeau fous lequel mon dos gémiffoit, de-là j'allai voir les Bachas, & auffi-tôt nous partîmes, c'étoit pour lors le deux du mois de Juin.

C'eft ici où vous allez voir l'excès oppofé à celui des bonnes façons, dans lequel les Turcs tomberent à mon égard ; il eft d'ufage que les Bachas traitent (*a*) dans le Divan tous les Ambaffadeurs de quelques Cours

____

(*a*) Le Divan chez les Turcs comme en Perfe eft la Sale du Confeil ; c'eft en outre en Turquie le lieu où les Bachas donnent leurs Audiences publiques, & rendent la juftice.

qu'ils foient, auffi-tôt qu'ils ont pris congé; vous vous rappellez ce beau fouper de l'Ambaffadeur de Perfe ; pour nous, nous n'eûmes pas un verre d'eau, & cela, parce que nos querelles n'étoient pas encore terminées.

Vous attendez fans doute avec impatience le portrait (*a*) de Soliman, je vais vous le donner dans la plus grande finccrité ; ce Prince eft déja d'un âge avancé, il porte un vifage & une preftance pleine de majefté, l'un & l'autre annoncent la grandeur & la puiffance de fon Empire ; il eft extrémement fôbre fur le boire

(*a*) Soliman II. fuccéda à fon pere Selim I. l'an 1520. fa premiere Conquête fut la défaite de Gazel , Gouverneur de Sirie , qui étant à la tête d'un parti confidérable s'étoit révolté. Après cette expédition il prit la réfolution de porter fes armes contre les Chrétiens. Il vint d'abord en Hongrie, où il prit plufieurs Places , en 1529 le 27 Septembre il affiégea Vienne en Autriche , mais le 14 Octobre fuivant il fut obligé de lever le fiége; il s'en retourna après cet échec faire la guerre en Afie & dans l'Afrique , où il fit de grandes Conquêtes , il revint à quelques années de-là en Hongrie , où il mourut pendant qu'il faifoit le fiége de Siget. Sa mort arriva le 4 de Septembre 1566 , il étoit âgé de 72 ans , defquelles il en avoit régné 46.

& fur le manger, ne fe fervant point du relachement de la morale de fa Religion qui lui permettroit d'en faire des excès, même fans pécher. Sa jeuneſſe s'eſt paſſée dans une tempérance égale fur toutes les paſſions, il ne s'eſt livré ni à l'yvreſſe ni à ces infames plaiſirs, qui font ordinairement les délices des Turcs. Ses jours ont coulés dans cette alternative de bien & de mal, dans laquelle vivent prefque tous les hommes ; il n'a point de ces crimes énormes ; le feul reproche qu'on peut lui faire eſt d'avoir aimé trop aveuglement l'Imperatrice fa femme, qui ne le méritoit gueres, & d'avoir parlà acquiefcé trop legerement, pour plaire à cette tigreſſe, à la mort de Muſtapha fon fils. Encore cette action quoique des plus noires, n'eſt-elle pas fans excufe, fi on en croit le peuple; on aſſure que cette femme lui a fait prendre des breuvages, par la vertu defquels elle s'eſt entiérement rendue maîtreſſe de fon efprit, de fes volontés & de fon cœur ; ce dernier eſt croyable par la conduite qu'il a tenue depuis qu'il l'a déclarée fa légitime époufe, il n'a jamais ceſſé de lui être fidéle, ce qui eſt d'autant plus

louable que sa Réligion ne le commande pas, & qu'il avoit de très-belles
femmes dans son Serrail. Il a toujours
été grand observateur de sa Réligion
& de toutes les cérémonies qu'elle
prescrit ; on peut dire qu'il a eu autant de zele pour l'étendre & l'affermir, que de défir d'aggrandir son Empire. Il est dans la soixante - dixiéme
année de son âge, d'une santé assez
bonne , n'ayant cependant point de
couleur, ce qui dénote qu'il a quelques maux cachés; * mais il sçait aussi-
bien que les femmes réparer cette injure du tems , il se met du rouge ;
il prend ce soin sur tout les jours qu'il
congedie quelque Ambassadeur , afin
qu'il rende compte de l'embonpoint
& de la bonne santé dont les couleurs
de son visage semblent annoncer qu'il
jouit ; il s'imagine par-là intimider
ses voisins. Je ne sçai pourquoi il n'a
point usé de cet artifice à mon égard,
ses rides & son teint pâle m'ont paru
dans tout leur naturel.

C'étoit dans les grandes chaleurs
de l'Eté que nous nous mîmes en

---

* Busbec dit que tout le monde assure que
le défaut de couleur que Soliman avoit pro-
venoit d'un ulcère qu'il avoit à une cuisse.

route, elles étoient si exceffives qu'elles m'occafionnerent une fiévre lente
& continuë, à laquelle fe joignit une
fluxion fur toute la tête ; l'une & l'autre ne me quitterent que lorfque je
fûs arrivé à Conftantinople.

L'Ambaffadeur de Perfe partît d'A-
mafie le même jour que nous : fes
équipages & les nôtres fe fuivoient,
quoique nous allaffions dans deux
parties du monde oppofées, l'incommodité d'un feul chemin par lequel
on peut entrer & fortir de cette Ville
nous y forçoit, mais au bout du défilé,
qui eft entre deux montagnes, nous
trouvâmes deux chemins, l'un qui va
en Orient, qui fut celui que le Perfan
prit, & l'autre en Occident qui fut
le nôtre. Nous vîmes l'Armée Turque campée tout proche de la Ville, la plaine étoit couverte de tentes.

Je n'ai rien à vous dire de nouveau
fur notre retour, finon que nous mar-
châmes un peu plus vîte ayant doublé
quelques journées. Nous tînmes exactement la même route que celle par
laquelle nous avions paffé ; nous arrivâmes à Conftantinople le 24 Juin,
je vous laiffe à penfer combien je de-

vois être fatigué, joignant au chaud
que je souffrois mes autres incommodités ; j'étois en vérité exténué , je
recouvrai cependant en peu de jours
mes forces par le repos & par les soins
de mon Médecin; il me fit prendre des
bains d'eau chaude, au sortir desquels
il me mettoit dans d'autres d'eau
froide , j'avois une peine extrême à
soutenir ces derniers, ce changement
subit du froid au chaud me mettoit à
la question , néanmoins le bien que
les uns & les autres m'ont fait est in-
concevable , nul autre médicament
ne m'auroit rendu la santé aussi promptement que ceux-ci.

Comme j'étois encore à Constantinople , il revint je ne sçai qui d'A-
masie qui rapporta que Soliman étant
en chemin pour revenir, avoit été
obligé de loger chez un simple particulier, & qu'il y avoit couché ; que
ce particulier aussi-tôt après le départ de l'Empereur, avoit parfumé &
purifié la Maison, avec de l'eau lus-
trale, en faisant beaucoup de cérémonies, il la croyoit souillée par le
séjour qu'un tel Hôte y avoit fait ;
que ceci avoit été rapporté à Soliman, & que sur l'heure il avoit or-

donné de faire mourir cet homme,
& de rafer fa Maifon ; c'eſt ainſi que
ce pauvre miférable fut puni de ſon
trop peu d'afſection pour les Turcs,
qu'il confervoit toujours au contraire
toute entiere pour les Perſes ; mais
les Peuples d'Afie, comme je vous
l'ai déja obſervé, ne peuvent ſe vaincre ſur l'antipatie qu'ils ont pour la
Nation Ottomane ; ſa religion & ſa
domination leur paroiſſent également
inſupportables.

Après être reſté 14 ou 15 jours à
Conſtantinople, ſeulement pour rétablir ma ſanté, j'en partis pour me rendre à Vienne ; le premier jour de notre
marche fut de mauvaiſe augure pour le
reſte de la route : au ſortir de la Ville,
nous trouvâmes des chariots remplis
de femmes & d'enfans que l'on avoit
pris en Hongrie, & que l'on menoit
au marché pour vendre. Que ceci ne
vous étonne point, le Commerce
qui ſe fait à Conſtantinople de cette
eſpece de marchandiſe eſt auſſi conſidérable que celui qui ſe fait à Anvers
de Draps, de Toiles, & de toutes les
autres choſes utiles à la vie.

De tems en tems nous trouvions
ſur les chemins des bandes de pau-

vres Chrétiens de tous âges, chargés de chaînes, attachés les uns aux autres comme le font les chevaux, que l'on conduisoit dans le plus dur esclavage ; je vous avoue que ce spectacle me tiroit les larmes des yeux, & que je ne cessois de déplorer le malheureux fort de ces misérables ; hé bien ? ceci n'est-il pas suffisant pour dire que nous ne sommes pas partis de Constantinople avec d'heureux présages ? écoutez la suite de nos malheurs, vous verrez mes augures confirmés.

Mes collégues m'avoient prié de remmener avec moi quelques-uns de leurs domestiques qui s'impatientoient de leur trop long séjour avec les Turcs ; à peine eûmes-nous faits deux jours de chemin, que je vis celui qui marchoit ordinairement à la tête des autres, étendu dans un de mes fourgons ; je demandai quelle étoit sa maladie, on me dit que c'étoit le charbon ; pensez comme ceci nous affligea tous, c'est une forte de mal qui se communique facilement, & nous tremblions tous chacun pour nous. Cette peste fit tant de progrès sur ce misérable, qu'on n'eût pas le tems de lui donner du secours ; à peine fûmes-nous arrivés à Andrinople, qui n'étoit cependant que peu éloignée, qu'il ne fut plus de ce monde, sa mort fut une nouvelle source d'où coulerent de nouveaux maux ; chacun des camarades du défunt fit valoir ses droits à la succession, ils se jetterent tous sur sa dépouille; l'un prit ses souliers, l'autre son pourpoint, un autre sa chemise ; mon Médecin avoit beau à leur crier de ne toucher à aucuns de ses habits, parce que la contagion du mal y étoit renfermée , ils étoient tous sourds; en vain il leur disoit de faire attention à la prompte mort de leur camarade, qu'elle alloit être inévitable pour eux, & que restans parmi nous, ils nous exposoient aux mêmes dangers; tout fut inutile , mais ils ne tarderent guères de sentir l'effet de sa prédiction.

Le jour suivant de notre départ d'Andrinople, ils allerent tous le trouver, d'un air triste & abattu, se plaignant d'un grand mal de tête, & lui demandant des remedes, ils sentirent bien que c'étoit là les premiers symptômes de la peste , pour lors mon Médecin leur fit une sévere réprimande , & leur dit qu'il s'étonnoit qu'ils vinssent chercher des remedes contre un mal dont il les avoit prévenus , & qu'ils avoient cherché avec empressement ; ce n'étoit pas cependant qu'il ne voulut bien les soigner, il étoit au contraire trés-inquiet comment il feroit pour les secourir ; en effet, où prendre des remedes, dans une route où les choses les plus communes souvent manquent ? La providence devint notre seul espoir, elle nous secourut effectivement : voici comment.

J'étois accoutumé , aussi-tôt que nous étions arrivés dans les endroits de notre route , d'aller me promener aux environs, & de chercher ce qu'il y avoit de curieux ; ce jour-là je fûs assez heureux pour aller sur les bords d'un Pré , j'apperçûs dedans une plante qui m'étoit inconnue , je pris de sa feuille, je la sentis , elle avoit l'odeur de l'ail, aussi-tôt je la donnai à mon Médecin, lui demandant s'il la connoissoit, après l'avoir éxaminée avec attention , il me répondit que c'étoit du *scordium* , il leva les mains au ciel, & rendit graces à Dieu du reméde si à propos qu'il nous envoyoit ; il en ramaffa à l'inftant une grande quantité , qu'il alla mettre dans un chaudron , & qu'il fit bien bouillir. De-là il avertit nos peftiférés de prendre courage, & fans perdre un moment, il leur fit boire la décoction de cette plante, dans laquelle il mit un peu de terre de Lemnos, enfuite il les fit bien chauffer, & les envoya coucher, leur ordonnant de ne dormir qu'après qu'ils auroient bien fué , ce qu'ils obferverent exactement ; dès le lendemain, ils fe fentirent très-foulagés : on leur donna une feconde potion de cette même drogue, qui finit enfin de les guérir. C'eft ainfi que par la grace de Dieu nous échapâmes à la mort qui nous fembloit très proche ; ce ne fut cependant pas-là le dernier défaftre qui nous arriva dans notre voyage , le malheur nous fuivoit de trop près pour nous en tenir quittes à fi bon compte.

De-là nous entrâmes dans (*a*) la

______

(*a*) La Thrace eft une grande Province dans l'Europe , que l'on appelle aujourd'hui Romanie. Le Mont Hæmus , le Pont Euxin , la Mer Egée , & le Fleuve Strimon la féparent de la Bulgarie.

Thrace , enfuite nous traversâmes (*a*) la Bulgarie, la Rafcie, & nous arrivâmes à Belgrade; nous étions pour lors dans la canicule , les chaleurs étoient exceffives.

Le jour que nous arrivâmes à Belgrade on fit une pêche dans le Danube très heureufe, on nous en fervit quantité de très-bons poiffons, dans le nombre defquels il y avoit * des Carpes d'une groffeur prodigieufe;

La Thrace eft la Patrie de Borée , le féjour des Aquilons, & le pays aes frimats : voici un portrait plus complet que Pomponius-Mela nous en a fait. L'inclémence du Ciel , dit cet habile Géographe , & la ftérilité de la terre y confpirent à redoubler les rigueurs du climat; on n'y connoît point d'autres faifons que celle de l'hyver; le Laboureur qui plante & qui feme ne fçait ce que c'eft que de recueillir, le foleil femble n'éclairer qu'à regret cette Contrée affreufe, la vigne la mieux expofée ne produit que du raifin vert.

(*a*) La Bulgarie au contraire , dit ce même Géographe, eft fertile , elle renferme entre fes Montagnes des grandes plaines qui produifent beaucoup de bled , & il vient fur fes côteaux de très-bon vin , & en abondance. Cette Province eft auffi en Europe, elles font toutes deux fous la domination du Turc. Amurath II. a conquis la Bulgarie , & Mahomet II. la Thrace.

* La Carpe eft le Poiffon du Danube le plus eftimé.

mes gens en mangetent tant , & avec une si grande avidité qu'ils en eurent la fiévre. Nouvel embarras .... tout dans ce pays est à très-bas prix , ce qu'on nous fervit de poiffon auroit fuffi pour donner à dîner à quarante perfonnes , & je ne le payai que la moitié d'un Taleire. (*a*)

Le foin par exemple ne s'y vend point, il est permis à tout le monde d'en prendre autant qu'il lui plaît, on paye feulement la voiture, & la peine de celui qui le coupe.

Après avoir paffé la Sarre , nous entrâmes dans la (*b*) Pannonie qui est fi belle, fi fertile, & fi abondante

(*a*) Taleire étoit une monnoye d'Allemagne qui avoit cours en Hongrie; chaque Taleire valoit de monnoye de France environ 4 liv.

(*b*) La Pannonie qui fait aujourd'hui une partie de l'Autriche , plus de la moitié de la Hongrie , l'Efclavonie, la Bofnie toutes entiéres , & un peu de la Servie , ne faifoit autrefois qu'une feule Province , auffi étoit-ce la plus grande de l'Europe ; fes limites à l'Orient étoient le Danube , le Mont d'Or , & la riviere de la Sarre ; elle fût la premiere Conquête de Philippe Roy de Macédoine , elle a été auffi Tributaire des Romains , & après la décadence de cet Empire, les Huns, vagabonds par état, trouverent le pays fi fertile , comme dit Busbec, qu'ils s'y fixerent ; la partie qu'ils habiterent eft la Hongrie que l'on a appellée de leur nom *Huns.*

en toutes les commodités de la vie, que nous ne pûmes affez louer le bon goût des anciens Hongrois de l'avoir choifie pour en faire leur demeure; elle nous paroiffoit d'autant plus féconde , qu'avant de paffer la Mer nous avions traverfé une immenfité de pays dans lequel nous n'avions vû que de mauvaifes herbes brûlées par les ardeurs du foleil, de l'orge, du froment, & des avoines defféchées. L'herbe ici étoit au contraire fi haute que ceux qui marchoient derriere ne voyoient pas ceux qui les précédoient, quoique très-peu éloignés les uns des autres, rien affurément ne prouve mieux la bonté du terroir.

La Rafcie commence à Simandrie, & s'étend jufqu'au Drave. Les hommes qui l'habitent font-très groffiers, & de leur naturel un peu voleurs ; d'où vient leur nom & leur origine, je l'ignore ; je fçai feulement qu'ils paroiffoient pleins de zèle & d'affection pour nous. Pour arriver à Effek, qui eft la plûpart du tems inacceffible, étant environnée de ruiffeaux, qui font une bouë épouvantable , nous paffâmes par quelques endroits dont les chemins en tout tems ne font guères plus pratiquables. Cette petite Ville est fameuse par la défaite totale d'une de nos Armées. (*a*)

A *Essek* la fiévre tierce me prit, & je crois n'en devoir attribuer la cause qu'aux grandes chaleurs que nous souffrions en traversant les plaines de la Hongrie. D'*Essek* nous passâmes le Drave, & nous allâmes à *Lasquen*, où je pris un peu de repos ; aussi-tôt que les (*b*) Décurions de la Ville sçûrent mon arrivée, ils vinrent me complimenter, & m'offrir des présens ; c'étoient des melons d'une grosseur prodigieuse, des poires, des pommes de plusieurs especes, du pain & du vin ; on mit tous ces fruits sur une table dans ma chambre pendant que je re-

(*a*) Cette bataille fût donnée quelque tems après celle de Mohats, elle s'appelle Harsa.

(*b*) Les Décurions ont été établis par les Romains ; il y en avoit de deux especes ; ceux du premier ordre, étoient des Officiers de guerre qui commandoient dix hommes ; ceux du second étoient des Magistrats de Police établis dans les Villes pour avoir soin de l'entretien des Murs & des Fortifications, pour payer les gens de Lettres établis par les Empereurs pour instruire la jeunesse ; ceux-ci étoient ce que font en France les Maires & les Echevins : c'est de ces derniers dont parle Busbec.

pofois, de façon que je ne m'en apperçûs point; en m'éveillant, je jettai
les yeux deſſus, rien ne peut égaler
ma ſurpriſe, je reſtai long-tems dans
le doute ſi je veillois ou ſi je dormois
encore, il me ſembloit voir la corne
d'abondance ; enfin je demandai à
mon Médecin ce que cela ſignifioit,
il me dit que ces fruits étoient des
préſens que la Ville me faiſoit, &
que pour me récréer la vûe , il les
avoit fait mettre dans ma chambre ;
ils me parurent ſi bons que j'aurois
voulu les manger tous ; je demandai
à Quaquelben, ſi au moins je ne pouvois pas en goûter, il me le permit,
mais à cette condition, que je m'en
tiendrois exactement à ce que je lui
demandois, j'en pris un peu de tous,
ce qui m'amuſa beaucoup en me for-
tifiant un peu le cœur ; ces fruits
étoient d'un goût exquis, mais comme je vous ai déja dit, ce pays eſt ſi
bon & ſi bien expoſé qu'il n'y peut
croître rien de mauvais : on avoit fait
des préparatifs pour me traiter, mon
indiſpoſition fût cauſe que je ne pûs
répondre à leurs intentions , mes
gens en profiterent, on leur ſervit un
ſouper compoſé des mets les plus re-

cherchés & les mieux accommodés.
Le lendemain ces Magiſtrats revin-
rent me faire viſite , & me priérent
de porter des plaintes de leur part au
Roy, des injures qu'ils recevoient tous
les jours , des Turcs, leurs mauvais
voiſins.

De là nous allâmes à *Mohaſt*, c'eſt
là où périt l'infortuné Louis Roy de
Hongrie avec toute ſon armée. Je
vis ce ruiſſeau étroit, qui coule entre
deux rochers, dans lequel il ſe préci-
pita avec ſon cheval : le ſouvenir de
ſa mort me l'a fait toujours déplorer.
Quelle imprudence auſſi dans ce jeune
Prince ! avec une poignée de ſoldats
levés à la hâte, dont la majeure partie
étoit des payſans qui ne ſçavoient ni
attaquer ni ſe défendre, oſer s'oppo-
ſer à une armée nombreuſe de ſoldats
bien aguéris , & bien commandés :
quelle témérité ! & s'il ne fit pas de
lui-même cette entrepriſe , pouvoit-
on lui donner un conſeil plus perni-
cieux?

De *Mohaſt* j'allai à *Tolne* , de *Tolne* à *Felduar* , de-là je paſſai dans une
Iſle que forme le Danube , qui eſt
fort grande , & que les Habitans appellent *Cophin.* Je repaſſai enſuite le

Danube pour aller à *Bude*, j'y arrivai le 4 d'Août, 11 jours après mon départ de Belgrade ; il mourut beaucoup de mes chevaux dans cette route, l'orge nouveau qu'ils mangeoient les étouffa, joint à l'eau qu'ils buvoient qui étoit trop froide; pour moi je me sauvai de beaucoup de périls, sur-tout du pillage des voleurs, qui mettent la désolation dans tout ce pays; nous sçûmes à quelque tems de-là les dangers que nous avions couru par l'aveu même que quelques-uns de ces misérables firent, étant pris, avant d'aller au supplice auquel le Bacha de Bude les avoit condamnés.

Ils dirent qu'ayant appris que nous devions passer, ils s'étoient cachés sur les bords d'une petite riviere, auprès d'un Pont, à dessein de nous surprendre lorsque nous serions dessus. Il ne seroit pas difficile effectivement quoique l'on fût beaucoup de monde, d'être attaqué & enveloppé sur ce Pont, par un très-petit nombre, il est extrêmément mauvais, plein de crevasses, sans gardes-fols dans beaucoup d'endroits, un homme à cheval ne peut faire aucun mouvement,

quelqu'adroit qu'il foit, fans rifquer
de tomber avec fon cheval dans l'eau;
les uns attaquans de front, d'autres
reftent par derriere pour faire face
en cas de fuite, & d'autres qui fe ca-
cheroient dans des arbriffeaux &
dans de grandes herbes tireroient dans
le flanc, de façon que ce Pont eft
cent fois plus dangereux que ne furent autrefois * les *Fourches Caudines,*
ici il faut mourir, ou au moins être
pris & dépouillé. Je ne puis vous
dire pourquoi ces coquins, malgré
les précautions qu'ils avoient prifes,
ne nous attaquerent pas : peut-être
notre grand nombre leur fit peur, ou
par confidération pour les Hongrois
qui nous accompagnoient, où plûtôt
parce que marchans de fil nous ne
nous trouvâmes pas tous à la fois fur
le Pont, ce qui empêchoit qu'ils ne
pûffent nous envelopper; quoiqu'il
en foit, nous arrivâmes à Bude fains
& faufs.

Je n'y trouvai point le Bacha, il
étoit allé paffer des troupes en revue,

---

* Les Fourches Caudines étoient des gor-
ges de Montagne dans le pays des Harpins,
où les Romains s'étant témérairement enga-
gés, furent tous égorgés.

ainſi qu'il eſt d'uſage, dans ces plaines qui ſont proches de Peſth. *(a)* Comme il étoit néceſſaire que je le vis, je fus obligé d'aller le joindre, mais le nombre des Sangiacs qui vouloient comme moi avoir audience, joint à la multitude de Soldats qui arrivoient de toutes parts, furent cauſe que je ne pûs lui parler que trois jours après mon arrivée.

Dès qu'il me vit il ſe plaignit des torts & des malverſations de quelques Hongrois ; ceci ne m'étonna point, il eſt d'uſage que ces deux Nations alternativemeut ſe plaignent l'une de l'autre, & qu'elles ſe demandent mutuellement ou des réparations ou des reſtitutions ; il ajouta cependant à ces plaintes certaines menaces, qui à la vérité ne furent pas trop de mon goût. Il penſoit ſans doute, que me trouvant au milieu de ſon Armée, j'en ſerois intimidé ; je lui répondis en deux mots, que je croyois qu'il ne me faiſoit des plaintes des Hongrois qu'à deſſein

_____

(a) Peſth appellée par les Latins *P.ſtum*, eſt de forme quarrée, & ſituée ſur les bords du Danube, dans une plaine fort grande & fort agréable ; elle eſt éloignée de Bude environ de quatre lieuës.

de

de me prévenir fur celles que j'avois à lui faire avec raifon des Turcs ; que dans ma route j'avois rencontré de fes Soldats qui avoient pillés & volés des pauvres Chrétiens, fujets du Roy mon maître , & que je fçavois d'ailleurs que ces forres de brigandages arrivoient tous les jours ; à quoi il me répondit, qu'il n'étoit rien moins que ce que je lui difois, que ces Chrétiens dont je parlois , avoient été rébelles aux ordres de Soliman , duquel ils étoient fujets , & que pour les punir , il les avoit livrés à des Soldats. Après nous être ainfi difputés , je le quittai , je commençois à me fentir épuifé, & l'accès de ma fiévre redoubloit.

Le jour fuivant je partis pour *Grand*, prenant quelques Turcs avec moi pour m'efcorter ; je ne fis point de féjour dans cette Ville , le lendemain j'en partis avec deffein de paffer le Danube, & d'aller coucher dans un petit Village qui eft au-delà , afin que j'arrivaffe le jour fuivant de meilleure heure à Commaronium ; ce n'étoit que pour foutenir plus facilement l'accès de ma fiévre , qui devoit me prendre ce jour-là, que je voulois faire

diligence : vous allez voir quel fut l'if-
fue de toutes mes précautions.

En partant je priai notre conduc-
teur d'envoyer devant quelqu'uns de
fes Turcs pour jetter des pontons fur
le fleuve afin que nous ne fouffriffions
point de retardement : Cependant
cet homme, pour des raifons qu'il ne
voulut pas me dire, fit quelque difficulté à m'accorder ce que je lui demandois, mais ne voulant pas abfo-
lument me défobliger, il fit partir
deux de fes Cavaliers, fe fervant en
même tems de l'occafion pour avertir
le Sangiac de Grand de mon arrivée.

Une heure apèrs que nos deux
Emiffaires nous eurent quittés, ils
apperçurent quatre Cavaliers qui s'é-
toient mis à l'ombre fous un arbre un
peu écarté du grand chemin ; ceux-ci
croyant que c'étoient des Turcs, les
voyans habillés comme eux, s'avancerent, & leurs demanderent *s'il n'y
avoit rien à craindre fur cette route, fi
on n'entendoit point dire qu'il y eut des
voleurs*, à quoi ces quatre eftafiers ne
répondirent mot, mais mettant auffi-
tôt le fabre à la main, ils fondirent
fur ces deux Tuers, & couperent le
nez à l'un, de façon qu'il lui pendoit

fur le menton ; mal-à-propos avoit-il mis pied à terre, ils lui prirent encore fon cheval qu'il trainoît par la bride, qui étoit affez beau, & lui donnerent à la place un des leurs qui n'avoit que la peau & les os. Cette expedition & le change fait du cheval, ils prirent la fuite ; nos Turcs de leur côté croyant que c'en étoit fait d'eux, retournerent fur leurs pas, faifans des cris affreux, & nous avertiffant *de nous tenir fur nos gardes, que nous nous préparaffions au combat, qu'il falloit fondre avec violence fur l'embufcade, qu'ils avoient découver-te.* Ce Turc fans nez étoit pour moi un objet qui m'excitoit plutôt à rire qu'à me battre, je montai cependant à cheval afin de commander & d'en-courager ma Troupe, & nous avan-çâmes en ordre de bataille ; mais tout ceci fut inutile, il n'y avoit plus de combat à effuyer. Ces gens-ci n'en vouloient qu'au butin, ce n'étoit point pour la gloire qu'ils fe battoient, & comme ils avoient entendu les deux Turcs crier au fecours, ils avoient, comme je vous ai dit, pris auffi-tôt la fuite, & gagnoient *Giaurinum*, qui eft une place qui nous appartient & de la Garnifon de laquelle ils étoient. Ces Turcs nous montroient le chemin qu'ils avoient pris avec tant d'empreſſement, que j'ai lieu de croire qu'ils auroient bien déſirés que nous les euſſions pourſuivis.

Nous continuâmes au contraire notre route, & ſans autre accident, nous arrivâmes à *Grand* ; le Sangiac vint me voir le lendemain, & me fit mille amitiés, les Turcs ne manquerent pas de le prévenir ſur la cataſtrophe qui leur étoit arrivée ; auſſi dans les plaintes qu'il me fit de quelques Hongrois, il n'oublia pas le nez coupé ; il me pria de faire punir l'inſolence de ces Soldats, me faiſant obſerver que je pouvois moi-même juger de leurs brigandages, puiſqu'ils n'avoient pas même, dans cette occaſion, reſpecté l'Ambaſſadeur de leur Roy, & que je n'avois pù les retenir, mais ſur tout que j'euſſe ſoin de faire rendre le cheval. Pendant que le Sangiac cauſoit avec moi, j'entendois le Turc marmotter d'une voix raucque, & crier d'un ton lamentable, *qu'au moins je lui donnas quelque choſe pour le conſoler* ; il avoit la tête entortillée de chiffons, & de je ne ſçais combien de guenilles pour ſoutenir ſon nez qu'il s'étoit fait coudre. En reconduifant le Sangiac, je lui donnai deux ducats d'or, ce qui ne parût pas le contenter, mais le Sangiac le renvoya, & lui dit que c'étoit affez cher payer un nez fait comme le fien ; au refte, il n'avoit aucun droit pour fe venger de fon malheur fur ma bourfe.

Ayant donc tout terminé avec ce Sangiac, je fuis parti le même jour pour me rendre à Commaronium, où heureufement j'ai attendu ma fiévre envain ; le tems dans lequel elle avoit accoutumé de me prendre eft arrivé fans que j'aye fenti le plus petit friffon ; rien ne m'a mieux perfuadé de l'origine de cette fiévre, elle étoit turque, & elle n'a pas ofé me fuivre dans un pays où il n'y a que des Chrétiens ; il y a apparence qu'elle m'a laiffé où mon Turc a perdu fon nez.

C'eft là où j'ai commencé à rendre graces à Dieu de m'avoir en même tems conduit au terme d'un fi long voyage, & délivré de tant de maux. Deux jours après je fuis arrivé à Vienne, je n'y ai point trouvé Ferdinand, mon Roy & mon bon Maître, mais Maximilien (*a*) fon fils y eft. Ce Prin-

(*a*) Maximilien II. étoit pour lors Roy de

ce m'a marqué tant de bonté , qu'il
m'a prefque fait oublier les peines &
les fatigues de mon voyage ; cependant je fuis tellement extenué par la
maigreur & la maladie que la mal-pro-
preté des Turcs & les incommodités
de la route m'ont occafionnées , que
plufieurs perfonnes doutent fi cette
Nation, perfide en tout, ne m'a point
fait prendre quelque poifon lent.

J'eus l'honneur il y a quelques jours
de faire ma cour à (a) l'Archiduc qui
étoit ici, je m'apperçus qu'il demanda
à quelques-uns de fes Officiers qui
j'étois , on lui répondit autant que je
pûs entendre , que j'étois celui qui
venoit de Turquie , & on lui ajouta
qu'il ne devoit pas être furpris de me
voir une fi mauvaife mine , que tous

Boheme ; il trouva le moyen à quelque tems
de-là à la faveur de quelques troubles de fe
faire élire Roy de Hongrie & des Romains ;
il fut aufli appellé à la Couronne de Pologne,
après qu'Henry de France l'eût quittée pour
venir prendre celle de fes peres , mais cette
élection au Trône devoit être fuivie d'une
condition qu'il n'accomplit point , ce qui fit
qu'il fut obligé de l'abdiquer. Il fuccéda à
l'Empire après la mort de fon pere Ferdinand.

(a) Ferdinand Archiduc d'Infpruch , étoit
le fecond fils de Ferdinand I. Roy de Hongrie pour lors , & depuis Empereur.

ceux qui revenoient de ce Pays, la
portoient égale à la mienne; sans doute que l'on vouloit dire que je n'avois
vêcu dans mon voyage que de morille,
ainsi qu'avoit fait autrefois Claudius ;
mais je suis dans l'usage de ne rien répondre à ces sortes de discours, j'ai
même feint de ne pas entendre celui-
ci. Je ne suis occupé que de ma santé
que je sens s'affermir tous les jours, &
je ne doute pas que prenant du repos
je recouvrerai en peu ma couleur ,
mes forces & mon embonpoint.

Dès que j'ai été arrivé j'ai eu l'honneur d'écrire au Roy pour lui faire
part de la treve de six mois que j'ai
obtenue, je lui mande confusément
l'état dans lequel sont les affaires avec
Soliman ; lorsqu'il sera de retour de
la Diete où il est, je lui ferai un détail
plus exact de mon Ambassade.

Il y a ici beaucoup de gens qui me
regardent avec des yeux pleins de jalousie, la plûpart de ceux-là, soit
qu'ils eussent peur pour leur vie, soit
qu'ils eussent quelqu'autres raisons ,
apprehendoient extrêmément que le
Roy les obligeât de m'accompagner
dans ce voyage, maintenant , me
voyant de retour, ils ne sçauroient ca-

cher le regret qu'ils ont de ne m'avoir
pas fuivi; mais comme dit Plaute, celui
qui veut manger le cerneau doit caffer
la noix ; il y auroit de l'injuftice de
vouloir partager la récompenfe, avec
celui qui feul a eu la peine.

Je vous donne dans cette lettre une
relation auffi exacte de mes deux voyages de Conftantinople & d'Amafie,
que fi je vous la faifois de bouche.
La promptitude avec laquelle je vous
écris doit vous engager à ne pas faire
attention à la baffeffe de mon ftile ;
d'ailleurs il ne feroit pas jufte que
vous exigiez de moi, étant auffi pref-
fé & auffi occupé que je le fuis, des
beautés & des agrémens dans ma narration que je ne pourrois vous donner , quand même j'aurois tout le
tems pour les méditer. Le feul avantage auquel je vous prie de vous attendre , & qui me paroît le plus effen-
tiel, c'eft la vérité dans tout ce que
je vous ai écrit, tout eft exactement
conforme à ce que j'ai vû & à ce que
l'on m'a dit. Si je n'apprehendois pas
de vous paroître trop peu modefte ,
je vous dirois que ma confcience ne
me reproche pas d'avoir fait un menfonge , même dans ma jeuneffe ; ainfi
portez

portez donc avec asſurence des juge-
mens ſur ce que vous apprendrez de
moi. Continuez à vous bien porter, ce
ſont mes vœux les plus ardens.

A Vienne en Autriche, aux Calen-
des (a) de Septembre 1555. (b)

(*a*) Les Calendes, c'étoit tous les premiers
jours du mois ; chez les Romains elles étoient
conſacrées à Junon.

Ce nom de Calendes n'étoit en uſage que
parmi les Latins, les Grecs ne s'en ſervoient
point, c'eſt ce qui fit dire à l'Empereur Auguſte en écrivant à un de ſes amis, qu'il vouloit badiner ſur l'inſolvabilité de ſes débi-
teurs, qu'il pouvoit ſe tenir tranquille, &
qu'ils le payeroient aux Calendes Grecques,
ad Calendas Græcas ſoluturos ; ce qui vouloit
dire ſérieuſement qu'ils ne le payeroient jamais.

(*b*) Je ſuivrai dans ma traduction le ſenti-
ment de Bayle ſur la date des Lettres de Buſbec ; ſa critique eſt fort judicieuſe ; il eſt dé-
montré que Louis Carion qui eſt le premier
qui les ait publiées s'eſt trompé d'un an ;
celle-ci dans l'original eſt dattée de l'an 1554,
comment Busbec partant de Vienne au mois
de Novembre de cette même année, auroit-
il pû aller à Conſtantinople, de-là en Aſie,
& revenir dans le reſte de l'année ; d'ailleurs
le mois de Septembre eſt antérieur au mois
de Novembre, & on ne revient pas d'un endroit que l'on n'y ſoit auparavant allé. C'eſt
donc en 1555 que cette Lettre eſt écrite,
Busbec étant parti en 1554 le 3 de Novembre.

Tom. I. T

II. LETTRE.

J'Ai reçu votre lettre, par laquelle vous me marquez avoir oüi dire que j'étois retourné à Conftantinople; ce fecond voyage vous furprend, à caufe du portrait défavantageux que je vous ai fait du Pays, ce qui vous engage à me demander avec empreffe-ment, qui peut m'avoir obligé de l'en-treprendre, quelle eft la route que j'ai tenue, dans quel état j'ai trouvé nos affaires à cette Cour, comment j'y ai été reçu, fi je me porte bien, quel eft enfin le genre de vie que je mene, & fi j'efpere être bien-tôt de retour. Je vais avec plaifir répondre à tous ces articles.

On ne vous a pas trompé comme vous voyez fur ce fecond voyage, & je me perfuade que lorfque vous fçaurez que je m'y étois engagé, vous cefferez d'en être furpris ; rappellez-vous que la premiere fois que je fuis venu ici, c'étoit pour y refter en qua-lité d'Ambaffadeur ordinaire , & comptant que la paix fe feroit ; com-

me j'ai vû que nous ne devions pas totalement défefperer de la conclure ,
je n'ai pas apprehendé d'y reparoître
fous cette qualité , & c'eft *incognito*
que je m'en étois retourné; ainfi ayant
une fois accepté l'Ambaffade , il faut
que j'en exécute tous les ordres ; au
refte je tiens ma parole , rien donc en
cela qui doive vous étonner ; la paix,
la guerre ouverte ou une longue treve,
va être le fujet de mes négociations ,
& foyez perfuadé que je m'expoferai
fans effroi aux plus grands perils, plutôt que de (*a*) céder à l'ambition des
Turcs , la Tranfilvanie.

Ferdinand, comme je vous ai dit
dans ma précédente lettre , n'étoit
point à Vienne lorfque j'y fuis arrivé,
il étoit allé à la Diete ; auffi-tôt qu'il
en a été de retour, il m'a donné une
audience publique , dans laquelle je

(*a*) On a dit dans la précédente Lettre que
la Tranfilvanie faifoit le fujet de la guerre ; la
Reine Ifabelle l'avoit rendue Tributaire du
Turc ; Ferdinand l'ayant acquife par des
échanges avec cette Princeffe , prétendoit ne
point fuccéder dans fes engagemens, & plus
il refufoit à Soliman, plus celui-ci demandoit;
d'abord , il ne vouloit éxiger que la Penfion,
fur le refus qu'en fit Ferdinand , il dit qu'il
vouloit même la Province.

lui ai rendu compte de mon Ambaffade, fur l'heure il m'a ordonné de me
tenir prêt pour porter fes réponfes à
Soliman : j'ai obéi.

Nous étions pour lors en hyver, le
froid, les pluies & le vent rendoient
l'air d'une intemperie infoutenable ;
jugez du mal que j'ai fouffert dans la
route , joint aux inquiétudes que
j'avois fur la réception que l'on alloit
me faire à Conftantinople ; j'avois
lieu d'augurer qu'elle feroit très-mau-
vaife , je n'écrivis pas même pour annoncer mon retour , parce que je
n'avois aucune bonne nouvelle à mander. Ceci va redoubler votre furprife,
& vous direz fans doute qu'après avoir
fouffert tant de peines & couru de fi
grands dangers dans mon premier
voyage , vous vous perfuadez diffici-
lement que j'ai ofé en entreprendre
un fecond, à quoi je répond : que fi je
merite quelques louanges pour le
premier voyage , le fecond eft plus
glorieux encore; la gloire d'ailleurs eft
toujours mefurée fur la grandeur des
dangers & fur la difficulté de l'acquerir.

C'eft enfin au mois de Novembre
que je fuis parti ; j'abuferois de votre

patience fi je vous faifois le détail de ma route, nous fommes paffés dans ce fecond voyage par les mêmes endroits précifement que dans le premier; peut-être les oreilles vous font-elles encore mal du recit ennuyeux de tant de bagatelles que je vous ai écrit dans ma premiere lettre ; je ne vous en écrirai aucunes dans celles-ci.

Je fuis arrivé à Conftantinople dans les premiers jours de Janvier, extrêmément fatigué & très-affligé de la mort du plus fidéle de mes domefti-que, qui étoit arrivée en chemin. J'ai trouvé mes deux collegues en bonne fanté & de grands changemens à cette Cour; Bajazet fecond fils de Soliman, a fait pendant mon abfence quelques fecretes entreprifes que l'Empereur a découvert , fa mere s'eft intereffée pour lui , elle a calmé la fureur de Soliman , & il eft rentré en grace : Achmet Grand Vifir, a eu le lacet & Ruftan a été mis à fa place. Je vous ferai dans un inftant l'hiftoire de ces grands évenemens ; je veux auparavant vous raconter la mauvaife réception que les Bachas m'ont faite.

L'ufage eft qu'on les aille voir avant de paroître à l'audience du Grand

Seigneur ; je n'ai eu garde d'y man-
quer , mais Ciel quelle curiofité !
Quel empreffement à me demander
les réponfes que j'apportois ! A peine
étois-je entré qu'ils me faifoient des
queftions : leur colere & leur indigna-
tion a fuivi de près mes réponfes : dès
que je leur ai eu dit que le Roy mon
Maître ne vouloit rien ceder de fes
droits , & qu'il croyoit au contraire
de la derniere équité qu'il gardât les
traités qu'il avoit faits dans la bonne
foi & avec pleine liberté avec la veuve du Vayvode ; je ne fçaurois vous
dire toutes les mauvaifes façons qu'ils
ont eu pour moi. Cette Nation ac-
coutumée depuis fi long-tems aux
heureux fuccès , s'imagine que tout
ce quelle défire eft jufte , qu'elle doit
l'obtenir , & qu'au contraire il ne
feroit injufte que parce qu'elle n'en
voudroit pas. Sur ce principe ces Bachas m'ont fait les menaces les plus terribles fi j'étois affez ofé pour paroître
devant le Grand Seigneur avec mes réponfes. *Combien êtes-vous*, me difoient-
ils , *pour annoncer de telles nouvelles à
Soliman, il s'appercevra fans peine que
vous le jouez, & foyez perfuadé qu'il vous
en fera fentir toute la force de fon reffen-*

timent; ils m'ajouterent *qu'il revenoit avec une Armée nombreuse, tout couvert de gloire*, *qu'il avoit fait sa paix avec les Perses*, *que la mort de son fils, à laquelle lui-même l'avoit condamné parce qu'il avoit osé se revolter contre lui, devoit nous saisir de crainte. Que peut-il lui arriver de plus heureux*, nous disoient-ils encore, *que le refus de votre Roy, par-là Soliman est en droit de lui faire la guerre, & de conduire son Armée en Hongrie pour la dédommager sur les dépouilles des Hongrois des fatigues qu'elle a souffertes en Asie*, *dans peu il aura conquis le reste de ce petit Royaume*, *ce qui cependant ne seroit pas une perte de peu d'importance pour Ferdinand.*

Le resultat de tous ces propos, étoit pour plus sage conseil qu'ils pouvoient me donner dans ces circonstances, de ne point me présenter à l'audience de leur maître; ils refusoient d'ailleurs de m'y introduire, appréhendans, disoient-ils, s'ils prenoient cette commission, d'être enveloppés dans le malheur dont ils me voyoient menacé avec certitude; *pourquoi troubleriez-vous*, m'ajouterent-ils encore, *le repos de Soliman ? Le |seul fruit que*

*vous puissiez en esperer sont les plus
grands maux, & ils viendront d'eux
mêmes assez tôt.*

C'étoit sur le même ton que me
parloient tous les autres Turcs, la
plûpart me disoient que ce qu'il pouvoit arriver de plus heureux à
mes deux collegues & à moi, étoit
que l'on en mit deux au fond d'un
cachot, & que l'on renvoyât le troisié-
me après lui avoir coupé le nez & les
oreilles ; comme j'étois le premier en
dignité, ce dernier parti de droit devoit être le mien ; nos Hôtes ne nous
traitoient pas avec moins d'inhumanité, & nous n'avions de ceux qui
logeoient avec nous & des voyageurs,
que des mines épouventables & des
regards terribles: tout ceci, je vous l'a-
voue, étoit pour nous de très-mauvais
augures.

Sans doute les Bachas rendirent
compte à Soliman de ce que j'avois à
lui dire de la part de Ferdinand, &
sans vouloir m'entendre, il ordonna
que l'on nous mit dans une étroite
prison, avec défense à qui que ce soit
de nous visiter, ne permettant même
pas à nos Domestiques d'aller par la
Ville pour vacquer à nos besoins ; en-

fin on nous traite ici avec tant de dureté, qu'il femble que nous fommes plûtôt des captifs que des Ambaffadeurs; voici le fixiéme mois de notre efclavage , & nous fommes très-incertains de fa fin , & s'il ne nous arrivera rien de plus fâcheux, nous fommes refignés à la volonté de Dieu dans tous les évenemens, nous joindrons à ce motif de confolation , fi l'on nous fait de plus grands maux, celui de les fouffrir pour le bien & l'honneur de notre patrie. Je vais maintenant vous parler de Bajazet , comme je vous l'ai annoncé , mais pour vous en faire l'hiftoire complette, je crois qu'il eft néceffaire de vous rappeller ce que je vous ai dit dans ma premiere lettre, de fa mere & de fes freres.

Soliman avoit donc eu cinq garçons, l'un d'une concubine appellée Bofphorone , (*a*) & c'étoit l'infortuné Muftapha , dont je vous ai écrit la fin

(*a*) Elle étoit Géorgienne , réuniffant tous les dons de la nature , d'une taille avantageufe, le cœur noble & généreux, le caractère doux & affable , les qualités de fon ame ne le cédoient en rien aux beautés & aux agrémens de fa figure; elle mourut jeune.

ſi tragique , & quatre de cette megere Roxolane qu'il avoit épouſée ; ceux-ci s'appelloient Mahomet, Selim , Bajazet & Giangir ; de ces quatre il ne reſte plus que Selim & Bajazet; Mahomet eſt mort * quelque tems après s'être marié , Giangir l'eſt auſſi , mais d'ue façon ſinguliere. Ce jeune Prince ayant appris la triſte fin de ſon frere aîné Muſtapha, en fut ſi ſort épouvanté, joint à ce qu'il ne jouiſſoit pas d'une bonne ſanté , & qu'il avoit l'eſprit un peu foible, qu'il s'imagina que dans peu il auroit le même ſort s'il ne prevenoit pas la mort de ſon pere, il l'a regardée au moins comme devant être le terme de ſa vie; enfin toutes ces idées l'ont frappé ſi vivement, qu'il eſt mort de frayeur.

Il ne reſte donc plus , ainſi que je vous ai dit, que Selim & Bajazet; Selim joint à ſon droit d'aîneſſe l'amitié de Soliman , l'un & l'autre lui ſont des

---

* Busbec ſe conforme à l'uſage des Turcs, touchant leurs mariages dans la maniere dont il parle de celui de Mahomet. Lorſqu'un Turc prend une Concubine , il dit qu'il ſe marie également que lorſqu'il épouſe une femme avec dot; ce n'étoit qu'une Concubine que Mahomet avoit priſe.

garans bien furs de la poffeffion de l'Empire ; Bajazet n'a pour lui que l'affection de fa mere, que la compaffion d'une mort prochaine & inévitable, lui rendent encore plus cher; perfonne ne doute que fi cette Princeffe pouvoit difpofer à fon gré de la Couronne, elle ne préferât celui-ci à Selim ; mais Soliman maître du choix, a prévenu toute conteftation à ce fujet, il a pris des précautions fi fures, que Selim eft affuré de regner après fa mort.

Bajazet n'ignore rien de tous ces arrangemens, ce qui le rend attentif à chercher uue occafion qui puiffe lui faire éviter la rigueur du fort dont il feroit menacé, & le faire tomber fur fon frere ; l'amitié de fa mere & celle de Ruftan animent fes efperances. D'ailleurs il s'eft toujours fait gloire de dire qu'il aimoit mieux perdre la vie & fa fortune en combattant pour l'Empire, que de recevoir le lacet des mains de fon frere lorfqu'il fera fur le Trône, en lâche & comme une victime.

Telles étoient les idées de Bajazet qu'il rouloit depuis long-tems dans fon efprit; déja il ne diffimuloit plus fa haine pour Selim , lorsque la mort de Muſtapha ſe préſenta comme pouvant être une occaſion favorable à ſes deſ-ſeins ; ce Prince avoit été ſi générale-ment aimé , & ſa fin ſi cruelle & ſi bar-bare , qu'il n'étoit perſonne qui ne le regrettât encore; c'étoit ſur ſon amour pour le peuple & pour la juſtice que la plûpart avoient mis leurs eſperan-ces , & tous cherchoient avec le der-nier empreſſement le moment de ven-ger ſa mort, aux dépens même de leur vie ; ceux qui lui avoient été attachés vivoient toujours dans la crainte , & il n'étoit point de condition qu'il ne leur parût préferable à leur poſition actuel-le,auſſi déſiroient-ils d'exciter un trou-ble dans le Gouvernement , eſperant d'y trouver un moyen pour ſe raſſurer; bien diſpoſés à une ſédition , la ſeule difficulté qui leur reſtoit , étoit de trouver un Chef ; Muſtapha ne pou-voit leur en ſervir, il étoit mort, mais il pouvoit revivre dans un autre , & le ſuccès parroiſſoit certain.

Voilà ſur quoi Bajazet appuya ſon projet, toutes les circonſtances lui en parurent heureuſes , il réſolut de l'é-xécuter; ceux qui lui étoient le plus inviolablement attachés , & auſquels il le propofa, l'approuverent, & lui donnerent un homme, quoique de la populace, d'une impudence & d'une hardieffe à tout entreprendre ; fon audace étoit foutenue dans le rôle qu'il alloit jouer d'une reffemblance parfaite de figure au feu Muftapha, avec cet avantage il promit d'en foutenir le perfonnage dans les plus grands rifques.

D'abord il fe montra comme un fuyard du côté de Nycomédie, & parcourut tout ce pays qui eft entre le Danube, la Moldavie & la Valachie. Sous ce nom, il efperoit trouver dans ces cantons de grands fecours ; les Habitans du pays avoient été extrémement attachés à Muftapha, & étoient en état de mettre fur pied beaucoup de Troupes, fur-tout de Cavalerie ; il s'arrêta là, feignant de n'avoir d'autre deffein que de fe repofer des fatigues d'un long voyage ; il avoit peu de monde à fa fuite, afin de mieux fe déguifer, & comme c'eft l'ufage, lorfqu'on demandoit à fes gens *qui étoit leur maître*, ils ne répondoient d'abord qu'avec des foupirs, & étant de nouveau queftionnés, ils faifoient certains fignes avec myſtére & précaution, qui donnoient à entendre que c'étoit Muſtapha ; lui-même quelquefois, comme par inadvertance ſe faiſoit connoître ; ce jeu fut ſi bien joué qu'il réuſſit en peu, à faire de ſon arrivée le ſecret public, & il n'étoit perſonne qui ne fût curieux de le voir ; enfin quand il fut une fois reconnu de tous, chacun s'empreſſoit à venir lui faire des offres de ſervices, Muſtapha lui-même n'auroit pas mieux exprimé les ſentimens de ſa véritable reconnoiſſance que cet impoſteur les affectoit, il ne ceſſoit de ſe féliciter ſur ſa bonne étoile qui l'avoit conduite parmi de ſi honnêtes gens, *il en rendoit, leur diſoit-il, plus de graces à Dieu, que de l'avoir ſauvé du ſort malheureux qu'on lui avoit préparé*, enſuite il leur faiſoit le récit des duretés que ſon pere avoit toujours eues pour lui, & leur contoit ainſi ſon hiſtoire.

« Je n'ignorois pas, diſoit-il, com-
» bien Soliman étoit irrité contre
» moi, lorſqu'il me manda d'aller le
» trouver à Amaſie ; ſes ordres me fai-
» ſirent de crainte, & je n'oſai obéir.
» Pour lors mes amis me conſeille-
» rent de faire de grandes promeſſes

» à un homme qui me reſſembloit
» aſſez, & de l'engager d'y aller à ma
» place ; ils me firent ſentir qu'il fal-
» loit, aux riſques même de la vie de
» ce miſérable, que je fûs aſſuré des
» intentions de mon pere avant de
» m'expoſer à la fureur de ſa colere ;
» cet homme a accepté la commiſ-
» ſion, & avant même qu'il ſoit arrivé
» au Camp de Soliman, il s'eſt trouvé
» des gens poſtés à deſſein, qui l'ont
» inhumainement étranglé ; ils ont
» enſuite jetté ſon corps devant la
» tente de mon pere , il y en a eu
» beaucoup à la vérité à qui cette
» ruſe n'a pas été cachée, mais la
» plus grande partie s'y eſt laiſſé trom-
» per, croyans, dans le doute où ils
» auroient pû être par les défauts de
» reſſemblance, que c'étoient les dou-
» leurs de la mort qui avoient changé
» les traits de mon viſage. Vous ſen-
» tez bien qu'après avoir appris toutes
» ces choſes, la fuite étoit le ſeul
» parti que j'euſſe à prendre pour met-
» tre ma vie en ſûreté, & en effet, je
» ne l'ai pas mis en délibération, j'ai
» pris peu de monde avec moi, afin
» de me cacher plus ſûrement ; j'ai
» paſſé par le Pont , & cttoyé le

» Bosphore pour venir dans ces con-
» trées, perfuadé que plus qu'ailleurs
» j'y trouverois des amis & des fe-
» cours ; faffe le Ciel que vous fécon-
» diez mes efperances ! Je vous en con-
» jure, ne m'abandonnez pas , mon
» attachement pour vous égale celui
» que j'ai pour la vie, & je ne cher-
» che à me la conferver que pour vous
» rendre heureux. Je méritois autre-
» fois votre amitié ; le crime & la
» haine de Roxolane auroient - ils
» changé vos cœurs ? Seriez-vous af-
» fez lache pour n'ofer aujourd'hui me
» donner des marques de cette fidé-
» lité que vous m'avez jurée tant de
» fois ? Non mes chers amis, vos fen-
» timens font bien plus nobles , je
» vois au contraire que votre amour
» pour moi & pour la juftice, vous
» porteroit aux derniers excès de
» vengeance contre cette cruelle ma-
» ratre ; calmez-vous , voyez en moi
» votre chef & fuivez-le. Mon deffein
» n'eft pas autre que de venger l'injure
» de cette barbare , & de mettre par la
» force des armes ma vie à couvert de
» fes attentats. . . . . . Car quel parti
» plus fage pourrois-je prendre dans
» les circonftances préfentes; ce n'eft

« que

« que par la mort d'un autre & par ar-
» tifice que je vis ; l'Arrêt que mon
» pere avoit porté contre moi, & la
» cruauté avec laquelle il l'a fait éxé-
» cuter fur ce malheureux, m'empê-
» chent d'efperer de pouvoir calmer
» fa colere ; ma vie eft aujourd'hui
» indépendante de lui, ce n'eft qu'en
» le trompant que je l'ai confervée.
» ... eh quand je rentrerois en grace,
» pourrois-je me promettre d'y fur-
» vivre long-tems. Roxolane a juré
» ma perte, cette femme barbare s'é-
» tant par fes enchantemens rendue
» maîtreffe de l'efprit de Soliman, de
» concert avec Ruftan, ne lui feroient-
» ils pas l'un & l'autre commettre les
» plus grands crimes , & ce ne feroit
» que pour me porter le coup de la
» mort avec plus de certitude , s'ils
» fouffroient qu'on la différât ; mais,
» graces à Dieu, les amis & la raifon
» ne me manquent pas ; celle-ci pour
» ne plus m'expofer au danger , &
» avec le fecours de ceux-là, j'éloi-
» gnerai de moi tous les maux qui me
» menaçoient, & je me vengerai de
» mes ennemis. Ce n'eft qu'avec im-
» patience que les Janiffaires atten-
» dent mon fignal pour prendre les

Tom. I. V

» armes. Quelle quantité de bons Sol-
» dats qui accoureront à mon seul
» nom ? & combien de ceux qui me
» croyent mort changeront leurs lar-
» mes en joie par le plaisir qu'ils au-
» ront à me donner des secours ? je
» suis désiré dans mille endroits pour
» me mettre en sûreté en attendant
» que mes Troupes s'assemblent , &
» que je sois en état de marcher à leur
» tête.

Après que le ressuscité Mustapha
eut ainsi parlé aux plus notables du
Pays, il ne se cacha plus de personne ;
comme un Missionnaire , il alloit chez
tous les particuliers leur prêcher ce
discours si touchant: ceux qui l'avoient
suivi dans sa prétendue fuite, alloient
de leur côté tenir les mêmes propos ,
& ce qui ne contribuoit pas peu à
prévenir les esprits en sa faveur , & à les
empêcher de douter de tout ce qu'il
disoit, étoient beaucoup des gens que
Bajazet avoit aposté , qui n'affectans
d'autre interêt que celui de la cause
commune , s'offroient les premiers à
venger le faux Mustapha ; voilà comme Bajazet se fit en peu un parti con-
siderable de gens qu'il ne connoissoit
même pas.

Enfin l'artifice de ce ſtratagême a été conduit avec tant de prudence, que beaucoup qui avoient vû autrefois Muſtapha, & qui l'avoient reconnu après ſa mort lorſqu'on l'expoſa devant la tente de Soliman, ſe ſont laiſſés perſuader qu'ils s'étoient trompés, & que celui-ci étoit le vrai Muſtapha. Il en étoit de ceux qui avoient été attachés à ce Prince ou qui étoient de ſa Cour, en qui ſa mémoire & ſa figure étoit trop profondement gravée pour ſe laiſſer tromper; ceux-la cependant pouſſés par la crainte & animés par la douleur & par la vivacité de leur reſſentiment, étoient les premiers à dire que Muſtapha vivoit encore, & que c'étoit lui-même; ils voyoient d'avance avec plaiſir les troubles qui alloient s'exciter, depuis long-tems ils ſouhaittoient de mettre fin à des jours qu'ils traînoient dans la triſteſſe: l'occaſion leur paroiſſoit favorable, mourir & vanger Muſtapha étoit tout ce qu'ils déſiroient. L'impoſteur de ſon côté, continuoit avec fruit à ſe faire des proſelites, il gagnoit ceux-ci à force de belles promeſſes, pour ceux-là, c'étoit de grands ſentimens, & comme Bajazet avoit eu ſoin de lui

donner de grosses sommes d'argent, il
en gagnoit d'autres en leur en distri-
buant, les discours séducteurs desquels
il accompagnoit ces présens , sem-
bloient lui assurer le plus heureux
succès, *ce sont-là* , disoit-il, *les tristes
restes de mon ancienne fortune ; que je
suis heureux , chers amis de les avoir
conservés , puisque vous ne dédaignez
pas de les accepter* !

Aussi eut-il pour lui en très-peu de
tems une grande quantité de monde ,
chaque jour le nombre augmentoit ,
ce devint enfin une Armée formida-
ble , à la tête de laquelle il alloit marcher, lorsque les Sangiacs des environs
en donnerent avis à Soliman ; le danger leur parût pressant , ils ne dégui-
ferent rien dans leur lettre, & la firent
tenir à l'Empereur avec une diligence
extrême. Soliman à l'ouverture soup-
çonna Bajazet pour être l'auteur du
stratagême, il en fut d'autant plus af-
fligé, qu'il le connoissoit entreprenant,
hardi & adroit dans ses projets ; pru-
demment il pensa qu'il ne devoit rien
négliger pour dissiper celui-ci. Sur
l'heure il fit réponse aux Sangiacs que
si les choses étoient venues à ce point,
il ne pouvoit en accuser que leur né-

gligence, qu'ils auroient dû dès les commencemens parler ferme, & s'opposer aux progrès de l'imposture; mais puisqu'il y avoit tant à craindre, qu'il envoyoit à leur secours un de ses Visirs avec une bonne quantité de Soldats de sa garde; que s'ils ne vouloient pas cependant souffrir les derniers supplices, ils n'avoient qu'à mettre leurs soins à tout calmer par eux mêmes sans se reposer sur le Visir, mais qu'ils se saisissent sur tout du faux Mustapha.

Rien n'a mieux fait sentir combien cet évenement a allarmé Soliman, que le choix qu'il a fait lui-même des Soldats qu'il a envoyés au secours de ces Sangiacs; le nombre n'étoit pas considérable, mais c'étoient tous gens de confiance, & dont il connoissoit l'attachement; s'il eut envoyé indifferemment quelqu'autres Corps de Troupes, il avoit à apprehender qu'ils ne se laissassent gagner ou par l'argent ou par les promesses, & qu'ils ne tournassent leurs armes contre lui; d'avance, il n'ignoroit pas que le plus grand nombre des Janissaires, au seul nom de Mustapha, se revolteroient, autant pour venger la mort de ce Prince, que pour apporter du changement dans le

Gouvernement , & que la populace
feconderoit leur entreprife ; l'occafion
paroifloit favorable , Soliman en fré-
miffoit.

Dès que les Sangiacs eurent reçu
les ordres de l'Empereur, ils firent tous
leurs efforts pour prendre l'impofteur
& pour affoiblir fon crédit par la
frayeur qu'ils tâcherent de donner des
tourmens & des fupplices que l'on préparoit aux rebelles ; tous également
menacés du même danger, ils fe font
encouragés les uns & les autres, ceux-
ci ont détourné ceux qui arrivoient ;
ceux la ont tâché de difliper le gros
de l'Armée ; pendant ces opérations, le
Bacha avec fa troupe marchoit à grandes journées , & il n'étoit pas éloigné
lorfque (comme cela arrive prefque
toujours) le trouble & la divifion fe
font mis parmi les conjurés ; la crainte
a faifi les uns lorfqu'ils fe font vûs
prêts d'un combat, d'autres qui n'a-
voient embraffé que foiblement le
parti du prétendu Muftapha, font tout-
à-coup devenus indifférens dans la
querelle ; tous enfin fans honte , &
mettans en oubli les bienfaits & les
promeffes de leur chef , l'ont aban-
donné , & fe font enfuis où ils ont crû

dans son ancienne place , que celui-
ci n'occupoit que depuis la mort de
Muſtapha. Il n'étoit pas queſtion de
le déplacer & de le laiſſer ſurvivre à ſa
diſgrace, puiſqu'on rapporte que Soliman en prononçant ſon arrêt, avoit
dit qu'il valloit mieux qu'il mourût
une fois que mille, ce qui lui feroit
arrivé chaque jour, ſe voyant dépla-
cé ; l'Empereur lui avoit d'ailleurs
juré qu'il le laiſſeroit dans ſa dignité
juſqu'à la fin de ſes jours ; n'étoit-il
pas convenable qu'il lui tint parole?
ſi ſes interêts particuliers & le bien
de ſon Empire, n'euſſent demandé
que Ruſtan fût remplacé, il l'auroit
continué Viſir plus long-tems, il
auroit plus vêcu auſſi ; quoiqu'il en
ſoit, il n'eſt plus : voici comme il eſt
mort.

En entrant un jour du matin dans
le Divan, avec cet air d'aſſurance *(a)*
que les autres Viſirs n'ont pas ordi-

_____

(a) Le Divan étoit autrefois , comme il l'eſt
aujourd'hui , le lieu où le Grand Seigneur
fait ſçavoir à ſes Viſirs leur Arrêt de mort
quand il l'a porté , c'eſt auſſi celui dans lequel
ils s'éxécutent ; dans le tems que Busbec étoit
à cette Cour, les révoltes, les ſéditions étoient
bien plus communes qu'elles ne le ſont aujourd'hui , & le Gouvernement bien plus ſe-

nairement , un Chiaou eſt venu lui
annoncer de la part du Grand Seigneur qu'il vouloit que dans l'inſtant
il mourût. Achmet a regardé cet homme fierement , & ſans s'émouvoir l'a
écouté ; il en eſt à la verité bien peu
qui ſoient d'une force d'eſprit auſſi
grande qu'étoit celle dont il a donné
des marques dans milles occaſions.
Je mourrai, a-t'il répondu, comme s'il
lui eut été indifferent de vivre ; dans
l'inſtant le Chiaou s'eſt avancé pour
lui mettre le lacet au col & l'étrangler, Achmet l'a repouſſé avec mépris,
lui diſant qu'il ne convenoit pas ,
qu'ayant ſouillé ſes mains dans tant
de ſang impur , il eut l'honneur de
les tremper dans le ſien : Jettant enſuite les yeux ſur celui de l'aſſemblée
qui étoit le plus ſon ami , il l'a con-
juré de vouloir bien lui rendre ce
dernier ſervice ; cet ami plus intimidé que ne l'étoit Achmet, a refuſé,
il s'eſt rendu enfin aux preſſantes ſol-
licitations du Viſir. Mais Achmat l'a

vère; la mort d'un Viſir n'étoit pas une affaire,
le cas étoit fréquent , ce qui les faiſoit frémir
chaque fois qu'ils s'aſſembloient dans le Divan. Busbec a dit les raiſons pour leſquelles
Achmet devoit être éxemt de ces frayeurs.

prié que quelques tems après qu'il
auroit ferré le lacet, il le relâchât un
peu, & qu'il lui permit de refpirer
feulement une fois, après quoi il
pourroit le refferrer jufqu'à ce qu'il fût
étranglé.

Ceci vous paroîtroit fans doute
une foibleffe dans Achmet, fi je ne
vous l'avois dépeint pour être d'une
intrépidité à tout braver, pour moi
j'ai penfé comme il étoit curieux de
tout fçavoir, qu'il avoit voulu éprou-
ver les douleurs de la mort, même
avant de mourir; peut-être auffi dé-
fira-t'il d'aller faire choix d'un paradis, étant encore de ce monde, ou
qu'il ne voulut pas fe contenter de
mourir pour une fois; dès que Soliman a fçû qu'enfin il ne vivoit plus,
il a déclaré Ruftan Grand Vifir.

Quant à mon retour, duquel vous
fouhaitez que je vous dife le tems,
je ne puis vous répondre autre chofe,
finon *facilis defcenfus averni.* (a) On
fçait à merveille le tems du départ,
& on eft toujours incertain du retour; je ne vous dirai rien de plus
précis fur cet article, en attendant
qu'il plaife à Dieu de me faire fçavoir

[a] Virgil. 6. L. de l'Enéide.

ſes volontés ; je vais continuer à chercher dans mes livres, qui ſont mes plus anciens amis, dequoi adoucir les rigueurs de ma priſon, & diſſiper les ennuis de la ſolitude ; ce ſont là de vrais amis, par-tout ils m'ont accompagné, ils ont couru les mêmes riſques que moi : la nuit comme le jour, d'eux-mêmes ils me préſentent des ſujets de conſolations, rien n'égale leur fidélité. A Dieu, n'en ſoyez pas jaloux.

(a) *A Conſtantinople, le jour de devant les Ides de Juillet* 1556.

[a] Le mot d'Ides vient de celui d'*Iduare* qui ſignifie en langue Toſcane diviſée ; auſſi les Ides arrivoient le quinziéme jour des mois de Mars, de May, de Juillet & d'Octobre, & le treiziéme de tous les autres mois.

Fin du Tome premier.

TABLE
DES MATIERES.

A.

D

A ij

E

F

G

N

O

P

R

S

Fin de la Table.

ERRATA.

A Bregé de la Vie de l'Auteur, *page* xxiv. *ligne* 4. ce Tyran, *lifez* ce Sultan.

Page 3 *ligne* 29. Charles IV. *lifez* Charles V.

Page 13. *l.* 29. & fe fit, *l.* & il fe fit.

Page 14. *l.* 5. *tranfpofez le dernier mot*, mais en paffant.

Page 15. *l.* 14. je pûs. *lif.* je puffe.

Page 22. *l.* 2. le tems étant. *lif.* étoit.

Page 27. *l.* 8. Corne. *lif.* Cône.

Page 30. *l.* 20. quelqu'un. *lif.* quelques-uns.

Page 39. *l.* 6. les côtaux. *lif.* fes côtaux. & *lig.* 11. Drare. *lif.* Drave.

Page 45. *l.* 2. & 30. Jogodna. *lif.* Jagodna.

Page 48. *l.* 5. mit. *lif.* mifes; & *l.* 13. Couriers. *lif.* Convies.

Page 50. *l.* 18. devoient. *lif.* devroient.

Page 69. *l.* 16. Barée. *lif.* Boïée.

Page 72. *l.* 5. des monumens. *lif.* de monumens.

Page 76. *l.* 24. mil. *lif.* mille.

Page 110. *l.* 12. murs. *lif.* mers.

Page 113. *l.* 15. c'eft le compte. *fupprimez* c'eft.

Page 131. *l.* 14. dans le Port. *lif.* dans le Pont.

Page 147. *l.* 23. Bellonus. *lif.* Bélon.

Page 154. *l.* 7. tectolages. *lif.* tectofages.

Page 156. *l.* 2. de Chevres. *lif.* des Chevres.

Page 164. *l.* 8. Si vous goutés. *lif.* Si vous goutiés.

Page 168. *l.* 14. qui l'employoient. *lif.* qui l'imploroient.

Page 187. *l.* 19. la paix fe fut faite. *lif.* fe conclût.

Page 208. *l.* 27. eft de forme quarrée. *lif.* eft une Ville de forme quarrée.

Page 234. *l.* 24. des gens. *lif.* de gens.

Page 240. *l.* 22. Empereurs Ottomans; *fupprimez* le point & la virgule.

A P P R O B A T I O N.

J'AY lû par ordre de Monseigneur le Chancelier, un Manuscrit qui a pour titre *Lettres du Baron de Busbec, &c.* Je n'y ai rien trouvé qui puisse en empêcher l'Impression. A Paris, le 16 Novembre 1747. SALLIER.

P R I V I L E G E   D U   R O Y.

LOUIS, par la grace de Dieu, Roy de France & de Navarre, à nos amés & féaux Conseillers, les Gens tenans nos Cours de Parlement, Maîtres des Requêtes ordinaires de notre Hôtel, Grand Conseil, Prevôt de Paris, Baillifs, Sénéchaux, leurs Lieutenans Civils, & autres nos Justiciers qu'il appartie dra, SALUT. Notre bien amé CLAUDE JEAN-BAPTISTE BAUCHE, fils, Libraire à Paris, Nous a fait exposer qu'il désireroit faire imprimer & donner au public un Ouvrage qui a pour titre, *Lettres du Baron de Busbec, Ambassadeur en différentes Cours de Ferdinand I. Roy des Romains, &c. traduites du Latin en François, avec des notes historiques*, s'il nous plaisoit lui accorder nos Lettres de Privilége pour ce necessaires. A CES CAUSES, voulant favorablement traiter l'Exposant, nous lui avons permis & permettons par ces Presentes de faire imprimer ledit Ouvrage en un ou plusieurs volumes, & autant de fois que bon lui semblera, & de le faire vendre & débiter par tout notre Royaume pendant le tems de neuf années consécutives, à compter du jour de la date des Presentes; faisons défenses à toutes personnes

de quelque qualité & condition qu'elles
foient d'en introduire d'impreffion étrangere
dans aucun lieu de notre obéiffance, comme
auffi à tous Libraires & Imprimeurs, d'imprimer ou faire imprimer, vendre, faire vendre,
debiter ni contrefaire ledit ouvrage, ni d'en
faire aucun extrait, fous quelque prétexte
que ce foit d'augmentation, correction, changement ou autres, fans la permiffion expreffe
& par écrit dudit Expofant, ou de ceux qui
auront droit de lui, à peine de confifcation
des Exemplaires contrefaits, dè trois mille liv.
d'amende contre chacun des contrevenans,
dont un tiers à Nous, un tiers à l'Hôtel-Dieu
de Paris, & l'autre tiers audit Expofant, ou
à celui qui aura droit de lui, & de tous dépens, dommages & interêts; à la charge que
ces Préfentes feront enregiftrées tout au long
fur le Regiftre de la Communauté des Libraires & Imprimeurs de Paris dans trois mois de
la date d'icelles; que l'impreffion dudit ouvrage fera faite dans notre Royaume & non ailleurs, en bon papier & beaux caracteres,
conformément à la feuille imprimée attachée
pour modele fous le contre-fcel des Préfentes; que l'impétrant fe conformera en tout
aux Reglemens de la Librairie, & notament
à celui du 10 Avril 1725; qu'avant de l'expofer en vente le Manufcrit qui aura fervi
de copie à l'impreffion dudit ouvrage fera
remis dans le même état où l'approbation y
aura été donnée ès mains de notre très-cher
& féal Chevalier le fieur Dagueffeau, Chancelier de France, Commandeur de nos Ordres, & qu'il en fera enfuite remis deux
éxemplaires dans notre Bibliotheque publique, un dans celle de notre Château du

Louvre, & un dans celle de notre très cher
& féal Chevalier le fieur Dagueffeau Chancelier de France, le tout à peine de nul-
lité des Prefentes, du contenu defquelles
vous mandons & enjoignons de faire jouir
ledit Expofant & fes ayans caufes pleinement & paifiblement, fans fouffrir qu'il leur
foit fait aucun trouble ou empêchement : Vou-
lons que la copie des Prefentes qui fera imprimée tout au long au commencement ou
à la fin dudit ouvrage foit tenue pour dû-
ment fignifiée, & qu'aux copies collation-
nées par l'un de nos amez, féaux Con-
feillers & Secretaires, foi foit ajoutée
comme à l'original. Commandons au premier notre Huiffier ou Sergent fur ce requis
de faire pour l'exécution d'icelles tous actes
requis & neceffaires fans demander autre permiffion, & nonobftant clameur de Haro,
Charte Normande, & Lettres à ce contraires,
CAR tel eft notre plaifir. DONNÉ à Paris, le
vingt-deuxiéme jour du mois de Decembre,
l'an de grace mil fept cent quarante-fept, & de
notre reg. '^ trente-troifiéme. Par le Roy
en fon Con

SAINSON.

*Regiftré enfemble la ceffion ci-derriere fur le
Regiftre onze de la Chambre Royale des Lbraires &
Imprimeurs de Paris, N°. 899. fol. 789. conformément aux anciens Reglemens confirmés par
celui du 28 Février 1723. A Paris ce 8 Janvier 1748.*

G. CAVELIER, Syndic.

Je reconnois que le sieur Laurent d'Houry,
fils, est associé au présent Privilége suivant
l'accord fait entre nous A Paris ce 5 Janvier
1748. BAUCHE , fils.

www.ingramcontent.com/pod-product-compliance
Ingram Content Group UK Ltd.
Pitfield, Milton Keynes, MK11 3LW, UK
UKHW020730120726
13693UKWH00001B/260